协和护士说

慢性肾脏病那些事儿

编者名单

丛书主编　郭　娜　霍晓鹏

丛书副主编　夏　莹　马芳芳

主　　编　贺子夏　李彤昕

副 主 编　唐　瑶　申锦华　宋紫薇　张　瑜

编　　者（按姓氏笔画排序）

申锦华　李彤昕　宋紫薇　张　瑜

赵宇柯　贺子夏　贾舒云　唐　瑶

审核专家　陈　罡　郑西希

中国协和医科大学出版社

北　京

图书在版编目（CIP）数据

慢性肾脏病那些事儿 / 贺子夏，李彤昕主编 . 北京：中国协和医科大学出版社，2025. 8. --（协和护士说）. -- ISBN 978-7-5679-2694-3

Ⅰ. R692；R473.6

中国国家版本馆 CIP 数据核字第 2025E9C485 号

主　　编	贺子夏　李彤昕
策划编辑	杨雪娇
责任编辑	李元君　聂志扬
封面设计	河北回声文化传播有限公司
责任校对	张　麓
责任印制	黄艳霞
出版发行	**中国协和医科大学出版社**
	（北京市东城区东单三条 9 号　邮编 100730　电话 010-65260431）
网　　址	www.pumcp.com
印　　刷	北京联兴盛业印刷股份有限公司
开　　本	880mm×1230mm　1/32
印　　张	3.125
字　　数	60 千字
版　　次	2025 年 8 月第 1 版
印　　次	2025 年 8 月第 1 次印刷
定　　价	45.00 元

前　言

在浩瀚的医学星海中，内科犹如一座坚实的灯塔，引领着临床医学的航向。随着时代的进步和科技的飞跃，民众对健康知识的渴求越发强烈。在信息洪流中，如何筛选准确、科学的医学信息，成为当代社会的迫切需求。为此，我们精心策划了“协和护士说”系列丛书，旨在搭建一座连接专业与大众的桥梁。

本系列丛书广泛涉猎内科的多个领域，包括但不限于如心血管系统、呼吸系统、消化系统、泌尿系统及内分泌系统等，构建起一个全面而深入的内科知识网络。我们以问答为载体，针对患者及公众最为关心的内科问题，从疾病的根源、症状表现、诊断流程、治疗方案到预防措施，逐一进行详尽而通俗的解析。无论是高血压、冠心病的悄然来袭，还是感冒、肺炎季节变换，抑或胃炎、胃溃疡日常困扰，我们都将以科学之名，为您一一揭开它们的神秘面纱。

尤为值得一提的是，本系列丛书每一个问题均源自住院患者的真实关切，它们不仅是医学知识的探讨，更是患者生活体验的映射。通过这样的收集与整理，我们力求使科普内容更加贴近人心，更加符合实际需求，从而帮助每一位读者在面对健康挑战时，都能拥有更加从容不迫的心态与更加科学合理的应对之策。

此外，“协和护士说”系列丛书还是一座沟通医护与患者温馨的桥梁。医生与护士可借此向患者推荐相关的科普内容，不仅有助于患者更好地理解病情与治疗方案，更能激发他们参与治疗的积极性与主动性，形成医患双方共同努力的良好氛围。

在此，我们诚挚地邀请每一位热爱生活的读者加入这场健康知识的盛宴。无论您是对内科领域充满好奇的探索者，还是正在与疾病斗争的勇士，抑或关心家人健康的守护者，我们都将竭诚为您提供最权威、最实用的内科科普知识。让我们携手并进，在探索健康的道路上不断前行，共同守护生命的美好与希望！

郭　娜

2025 年 6 月

一 认识慢性肾脏病

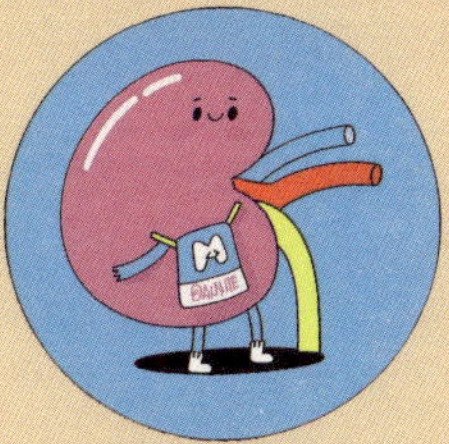

1. 一天排尿多少才算是健康

正常成人每天的尿量维持在 1000 ～ 1500 毫升被视为健康范围，其中白天尿量多于夜晚。尿量可受多种因素影响而波动，如气候炎热干燥、饮水量减少及排汗增多时尿量相应减少，反之则增加。此外，尿量还与体型相关，体型较大者如相扑运动员的尿量自然多于普通人。若每日尿量超过 2500 毫升则为多尿，少于 400 毫升则为少尿，而尿量低于每日 100 毫升则视为无尿。

2. 健康的尿液是什么颜色的

健康的尿液是浅黄色的，深黄色通常表示饮水不足。饮食也会影响尿液的颜色，如进食芦笋后尿液可能呈微绿色，进食番泻叶后尿液可能呈紫红色，进食甜菜后尿液可能呈粉红色。部分药物也会影响尿液颜色，如服用核黄素、复合维生素 B 后尿液呈深橙色，服用利福平、布洛芬、呋喃妥因等后尿液颜色发红。如果尿液颜色持续改变或出现血色、酱油色、乳白色和黑色尿液等，应该尽快就医。

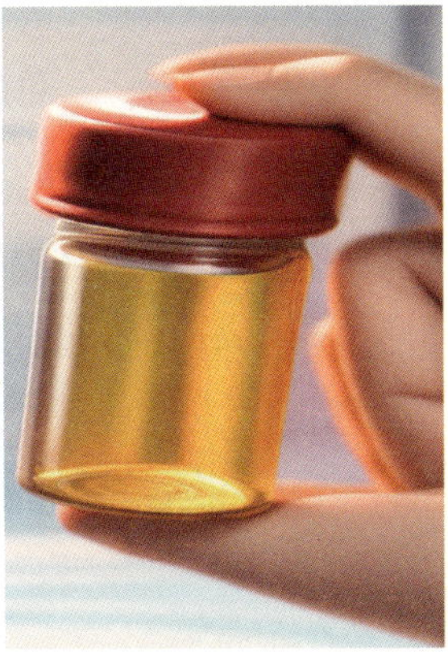

3. 健康的尿液有气味吗

健康的新鲜尿液会有淡淡的异味，长时间放置以后会产生氨臭味。尿液的气味也受药物和食物的影响，如进食大量葱、蒜、韭菜、咖喱、芦笋或是饮酒过多都可使尿液出现特殊气味。如果新鲜尿液经常出现腐臭味可能提示存在泌尿系统感染。糖尿病患者的新鲜尿液出现烂苹果气味可能提示酮症酸中毒。接触过农药的人如果未进食大蒜但新鲜尿液出现大蒜臭味，可能提示有机磷农药中毒，需要就诊进一步判断。

4. 什么是慢性肾脏病

慢性肾脏病是指肾脏功能逐渐丧失的慢性疾病，通常持续三个月以上。主要特征是肾小球滤过率下降和肾脏结构或功能异常，如蛋白尿、血尿等。常见病因包括糖尿病、高血压、免疫性疾病等。早期症状不明显，需要通过血液化验、尿液化验才能发现，晚期可能出现疲劳、水肿、高血压等，进入终末期需要透析治疗或肾移植。

5. 为什么会患上慢性肾脏病

慢性肾脏病的病因多样，常见原因包括糖尿病和高血压，两者长期损害肾脏血管和过滤功能。免疫性疾病、多囊肾病等疾病也会导致慢性肾脏病。此外，长期使用肾毒性药物、肥胖、吸烟、高盐饮食等不良生活习惯也可能增加患病风险。

6. 慢性肾脏病 1 期、2 期、3 期、4 期、5 期是什么意思

慢性肾脏病是指各种原因引起的慢性肾脏结构和功能异常，病程超过 3 个月。1 期、2 期、3 期、4 期、5 期是根据估算的肾小球滤过率，将慢性肾脏病分为 5 期，用来描述肾脏的损伤情况。1 期肾脏损伤最轻微，症状不明显，多为体检发现尿蛋白阳性或尿潜血阳性；5 期肾脏损伤最严重，需要考虑开始行肾脏替代治疗。

7. 什么是肾病综合征

肾病综合征是一种以肾小球滤过屏障受损为特征的肾脏疾病，主要表现为大量蛋白尿（24 小时尿蛋白定量超过 3.5 克）、低蛋白血症（血浆白蛋白低于 30g/L）和高脂血症（胆固醇和甘油三酯升高）。患者常出现明显水肿，尤其是眼睑、下肢。尿液检查可见泡沫尿，血液检查显示白蛋白减少、血脂升高，部分患者可能伴有血尿。

8. 什么是慢性肾小球肾炎

慢性肾小球肾炎是一组以肾小球炎症和损伤为特征的慢性肾脏疾病，病程缓慢且持续。常见表现包括蛋白尿、血尿和高血压。化验指标异常可能包括尿蛋白升高、尿红细胞增多、血清肌酐升高及肾小球滤过率下降。部分患者还可能出现低蛋白血症和高脂血症。病情进展可导致肾功能逐渐减退，最终可能发展为慢性肾衰竭。

9. 肾功能不全是不是肾虚

肾功能不全并不是中医所指的肾虚。肾功能不全是指各种原因造成的肾小球滤过率降低，导致代谢产物潴留，引起全身各系统症状的临床综合征。中医的肾虚则是一个广义的范围，并不是某一个疾病的名称，也不是特指肾脏患有疾病。

10. 慢性肾脏病会不会遗传给孩子

不是所有的慢性肾脏病都会遗传。慢性肾脏病的病因有多种，一部分属于遗传性肾脏病，如 Fabry 病、常染色体显性多囊肾、Alport 综合征等，这类患者如有妊娠计划需要咨询医生。一部分慢性肾脏病属于继发性疾病，如糖尿病肾病、高血压肾损害、狼疮性肾炎等，这类疾病是否会遗传给孩子与原发疾病有关，但不良的生活方式会对家庭成员的健康产生影响，如高盐、高油、高糖的饮食结构，家庭成员同样会存在患上高血压、糖尿病的风险，危害健康。还有一部分慢性肾脏病属于原发性肾脏病，目前病因并不明确，不一定会遗传。

二 慢性肾脏病化验检查

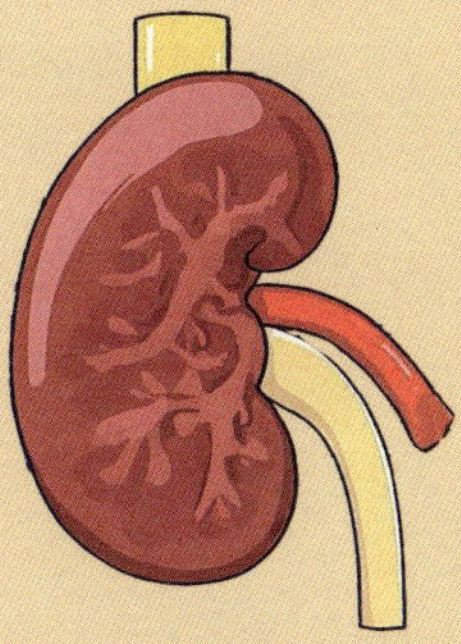

11. 尿常规和尿沉渣都是尿液检查，有什么不同

尿常规属于定性的检测，检测尿液中的物质，包括尿液的pH、尿比重、蛋白质、葡萄糖、酮体、胆红素等，可以反映体内酸碱平衡、肾脏是否有损伤、肾脏的浓缩和重吸收功能，也可以间接反映血糖等指标是否正常。尿沉渣属于定量的检查，是对尿中有形成分进行分析，如红细胞、上皮细胞、白细胞、管型、结晶、微生物等，了解其来源。

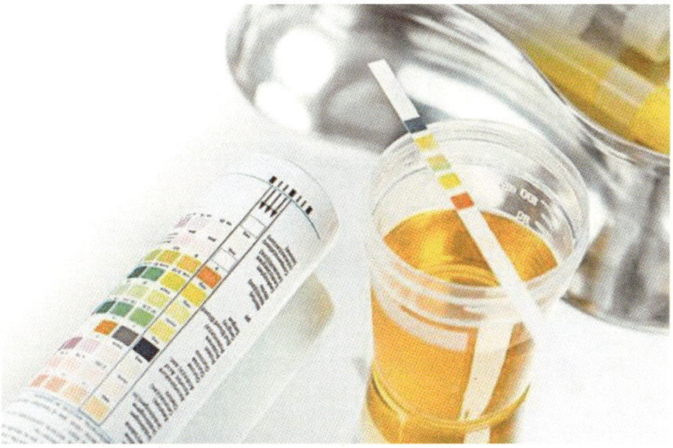

12. 尿里有泡沫就是蛋白尿吗

尿中出现泡沫并不一定意味着蛋白尿。生理性因素如排尿过急、排尿用力、饮水量少、剧烈运动或紧张状态等，均可能导致泡沫尿，这类泡沫通常会在1分钟内消散。然而，若尿液中出现大量小而密集的泡沫且长时间不消散，则可能是蛋白尿的迹象，需及时就医进行尿常规检查以明确诊断。

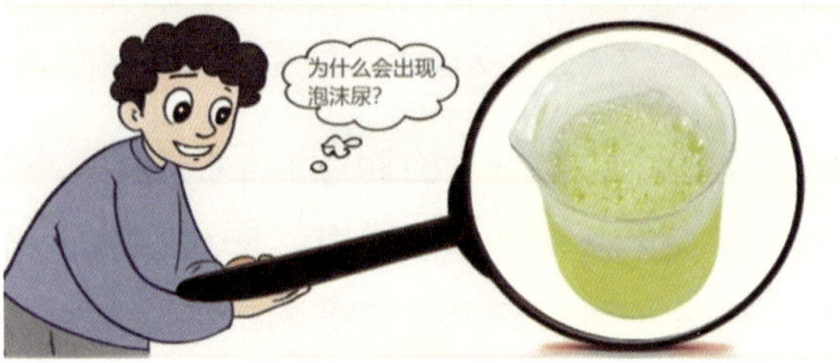

13. 尿色发红，是不是尿血了

尿色发红并不直接等同于尿血，需进一步就医鉴别。某些药物（如利福平、布洛芬、呋喃妥因）和食物（如红心火龙果、黑莓、食物着色剂）可导致尿色变红。同时，阴道出血（如月经期或围产期）或下消化道出血（如痔疮引起的便血）混入尿液中也可能造成尿色发红。在排除这些可能性后，应通过尿液化验来明确是否存在血尿。

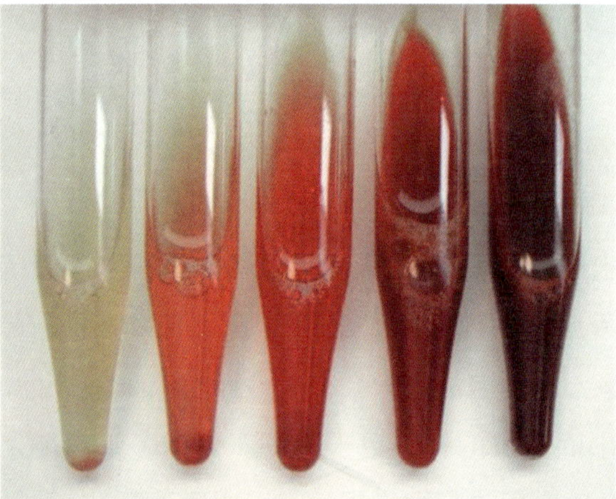

14. 什么是晨尿

晨尿分为首次晨尿和第二次晨尿。首次晨尿是指起床以后、未进食也未进行运动前，第一次排出的尿液。第二次晨尿是指首次晨尿后的 2 ～ 4 小时内排出的尿液，与首次晨尿相比，其成分会受进食和运动的影响。首次晨尿停留在膀胱内的时间更长，尿液更浓缩。建议留取晨尿化验时优先留取首次晨尿。

15. 为什么很多尿液化验要留取晨尿

留取晨尿是尽可能提高阳性检出率并减少进食和运动等对结果的干扰。尿液成分很容易受各方面的影响，包括饮水、运动、药物等。清晨时，由于身体还未进食，未进行各类运动，身体的基础状态平稳，受到的干扰因素小。此外，经过一晚的睡眠，尿液在膀胱停留时间长，更浓缩，尿液中血细胞、上皮细胞及管型等有形成分相对集中，可以提高阳性检出率。

16. 什么是中段尿

中段尿是在排尿过程中，弃去前、后时段排出的尿液，采集中间时段的尿液。建议留取中段尿时，在排尿 1 秒后再留取尿液标本。

17. 为什么很多尿液化验让留取中段尿

尿液的前段部分可能会混杂会阴部的细菌及尿道口的杂质（如白带、精液等）。如果尿液中混入细菌，且放置时间太久，细菌便会开始繁殖，影响尿检结果。如果混入尿道口的杂质，可能会导致尿中白细胞和鳞状上皮细胞明显增多，影响尿检结果。

尿液的后段部分中会有一些溶解度较低的物质，如草酸钙、尿酸等，可能会在后段尿中过度浓缩形成结晶，如果留取送检，可能造成尿路结石的假象。

18. 什么是清洁中段尿

清洁中段尿主要是用于留取尿培养标本，用来培养和鉴定泌尿系统中细菌、真菌等感染情况。留尿之前需要用肥皂充分清洁双手及会阴部，排尿时弃去前部和后部尿液，使用无菌容器收集留取中段尿液，避免无菌容器被污染。

19. 什么是留取 24 小时尿

24 小时尿是指人体 24 小时内产生的所有尿液。24 小时尿液化验是从当日某一时间点排空膀胱开始，收集此后至次日同一时间点排出的全部尿液，通常量取 24 小时总尿量后取少量标本送检，根据尿液总量和样本化验情况判定结果。24 小时尿主要用于尿液中蛋白质、肌酐、电解质、激素等检测。

20．之前留过 24 小时尿做蛋白定量，为什么还要反复留

24 小时尿蛋白定量作为评估肾脏疾病的重要指标，其留取检测需反复进行。这主要是因为单次检测可能受剧烈运动、寒冷刺激、饮食不当等外部因素影响，导致结果偏差。此外，随着治疗方案的调整或疾病状态的复查，定期留取 24 小时尿做蛋白定量有助于及时了解疾病的好转或进展情况，并与之前的检查结果进行对比，以更准确地评估疾病状态和治疗效果。

21．为什么留取 24 小时尿有的需要加防腐剂，有的不需要加防腐剂

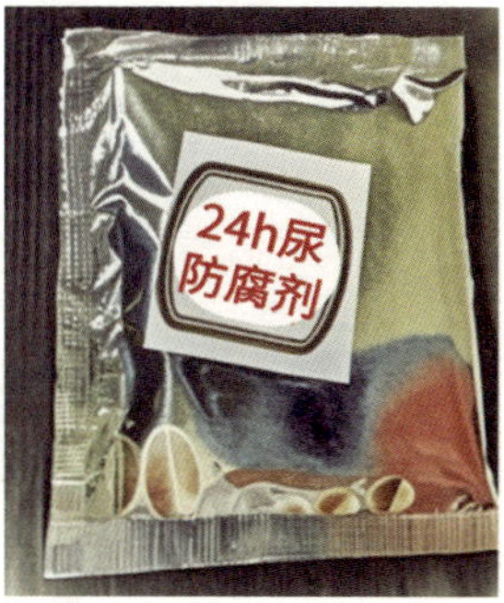

除少数检测项目，冷藏保存是大部分 24 小时尿液检测项目标本的最佳保存方式。但由于无法做到 24 小时全过程将较大体积的尿液置于冰箱中，故可以选择添加防腐剂。常用防腐剂为硼酸粉末，大部分项目适用，但尿轻链、尿 M 蛋白及尿碘检测不适用，可选择阴凉室温保存。

22. 为什么留取 24 小时尿时第一次的尿液不要

假设今日 6 点开始留取 24 小时尿，6 点时排出的尿液是在夜间形成的，如果将今天早上 6 点的尿液和第二天早上 6 点的尿液都收集了，那么收集的就不只是 24 小时的尿标本，这样等于是多收集了，会导致检测结果比实际值发生偏差，所以从早上的第二次尿液开始收集。

23. 留取 24 小时尿当天该多喝水还是少喝水

不需要刻意多喝水或少喝水，与平时的生活饮食、饮水习惯一致即可，这样留取的 24 小时尿才能反映真实的肾功能状态，检测结果也更准确。

24. 留取 24 小时尿期间可以喝饮料吗

建议留取 24 小时尿期间不要喝饮料，尤其是咖啡、浓茶等，因为可能会影响检测结果，如导致 24 小时尿蛋白定量等化验项目结果异常。

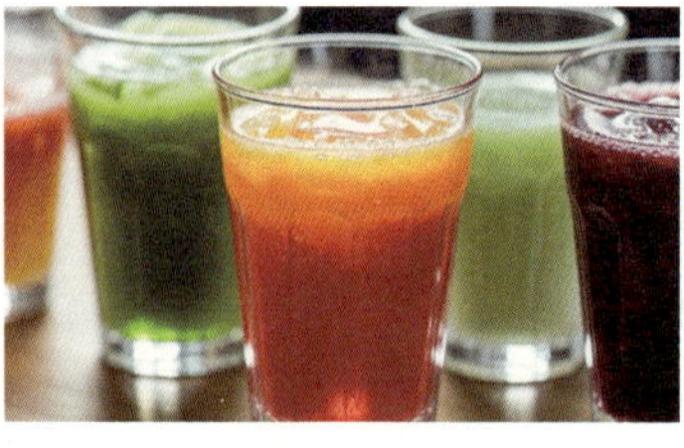

25．留取24小时尿期间少留了一次两次尿液可以吗

建议留取24小时尿期间避免少留，收集过程中如果漏掉一次或多次，会导致检测结果与实际情况发生偏差。如果发生漏留，建议重新开始留取24小时尿，或与医护人员沟通。

26．女性在经期可以留取24小时尿吗

女性在经期不建议留取24小时尿。女性在来月经期间化验24小时尿，经血及分泌物非常容易混入到尿液当中，很可能会导致尿液当中含有红细胞、白细胞等成分，从而影响检测结果的准确性。

27．女性在留取24小时尿的时候不小心混入了白带，还能继续留吗

建议重新留取。白带内含有蛋白质、白细胞，甚至有些还有红细胞，混入到尿液当中会影响检测结果的准确性。

28．留取24小时尿的时候不小心混进了一些大便，有关系吗

建议重新留取。尿液当中混入大便等其他污染物可能会导致检测结果出现误差。

29．血糖不高，但尿糖阳性，是不是糖尿病

不一定是糖尿病。尿葡萄糖阳性既可以是因为血中葡萄糖含量太高引起，也可以是血糖正常但因为肾脏重吸收葡萄糖功能下降所致，因此需要做进一步的检查来确定尿糖阳性的原因。

30．肾性糖尿和糖尿病有什么关系

两者不是同一种疾病。糖尿病是一种由遗传因素和环境因素长期共同作用引起的以慢性高血糖为特征的代谢性疾病，糖尿病患者血糖水平较高时，尿液化验中尿糖呈阳性。肾性糖尿是一种肾脏疾病而不是全身代谢性疾病，通常血糖正常，是由于肾小管重吸收葡萄糖功能异常引起的糖尿的肾脏疾病，需要到肾内科就诊，进一步明确诊断。

31．早上抽血化验一定要空腹吗

空腹抽血化验是指禁食8小时以上，仅可以少量饮用50～100毫升白开水。需要空腹的抽血化验项目包括肝功能、肾功能、电解质、糖代谢检查（血糖、空腹胰岛素、空腹C肽等）、血脂（胆固醇、甘油三酯等）、高血压相关（肾素、血管紧张素、醛固酮等）、甲状腺功能等，这些项目如果进食后采血可能导致结果偏差，影响临床对患者的判断。

32. 抽血化验会导致贫血吗

抽血化验不会导致贫血。每个人体内的血液量根据体重来决定，通常体重 50 千克的成年人血液量在 4000 ～ 4800 毫升，且骨髓有不断造血的功能，血细胞寿命很短，3 ～ 4 个月人体的血液就会换新。采血管容量通常为 2 ～ 5 毫升，极个别特殊化验需要 8 ～ 9 毫升血液。通常为明确病因，第一次就诊或住院后前一两次抽血采血管的数量会多达十几管，采血量 30 ～ 40 毫升，但后期为评估病情变化通常采集 3 ～ 5 管血液送检，所需血量很少。因此抽血并不会导致贫血。

33. 什么是肌酐

肌酐是一种代谢产物，是肌肉中所含的肌酸代谢后产生的，此外食物中的蛋白质也会通过代谢产生肌酐。肌酐的化验分为血肌酐和尿肌酐两种，血肌酐指的是血液中的肌酐含量，尿肌酐指的是尿液中的肌酐含量。对于某一个体，肌肉含量稳定的时候，血肌酐与尿肌酐可以反映肾脏的过滤功能。过滤能力越强，血肌酐越低、尿肌酐越高；过滤能力越弱，血肌酐越高，尿肌酐越低。通常要关注的是血肌酐的水平。

34．肌酐不高是不是肾脏功能就正常

这需要根据肌酐的数值及与往年化验结果的比较来判断。每个人有两个肾脏，肾脏有强大的代偿功能，即便只剩一个健康的肾脏，血肌酐水平往往还是会在正常范围内。如果血肌酐化验数值非常靠近正常检测上限的那个“正常值”，则需要警惕。这个时候最好能和以前的体检数值进行比较，如果变化不大就可以观察，但如果变化比较大，如血肌酐从 83μmol/L 上升到了 103μmol/L，还是应该去咨询一下肾内科医生。

35．血肌酐高了需要立刻透析吗

血肌酐升高并不一定意味着需要立即进行透析治疗。部分血肌酐升高可能是由生理性因素引起，如肌肉发达人群剧烈运动后的一过性增高，或短时间内大量摄入肉食及蛋白质导致的轻度升高。因此，在发现血肌酐升高时，应进一步就诊以明确原因，并根据肌酐升高的程度、病情的具体原因等因素综合判断是否需要进行透析治疗。

36．血尿酸高了，是不是得痛风了

不是。痛风是指当血尿酸过高，尿酸盐结晶沉积于关节、软组织和肾脏，引起关节炎、皮肤病变及肾脏损害等。高尿酸血

症和痛风是同一疾病的不同状态。约 1/3 的高尿酸血症患者可能会发展为痛风。

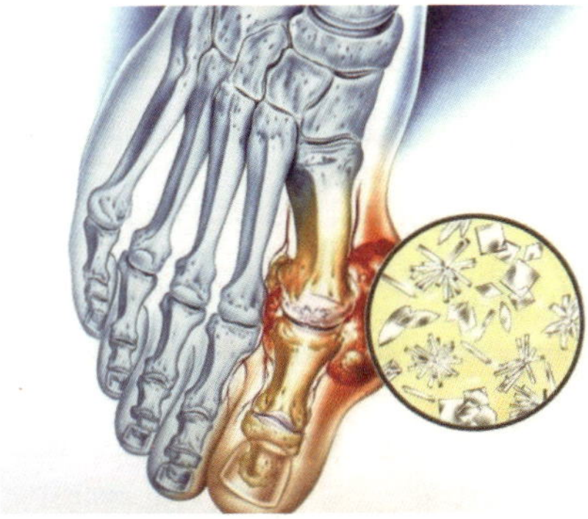

37. 尿酸和慢性肾脏病有什么关系

血尿酸过高时，尿酸盐结晶会沉积于关节、软组织，也可沉积在泌尿系统，发生急性或慢性尿酸盐肾病、尿酸性尿路结石，导致肾脏损害。

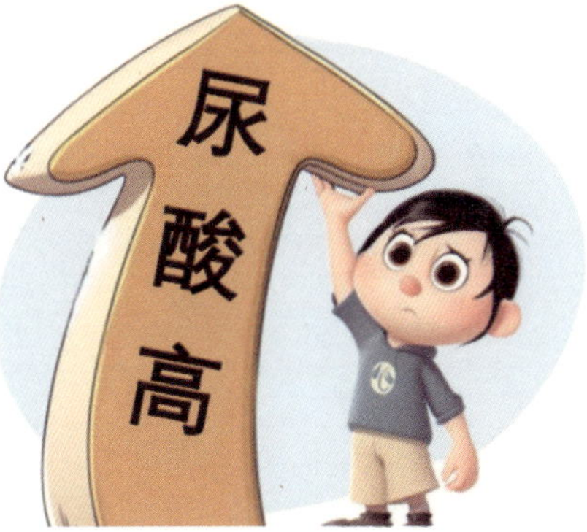

38. 为什么血钾高了要做心电图

当血钾高于正常值时，容易引起心律失常，严重时会危及生命，因此需要做心电图观察是否有心律失常。血钾是指血清中钾离子的浓度，钾离子是人体最重要的阳离子之一，直接参与人体细胞内外的代谢活动，包括维持细胞新陈代谢、调节体液渗透压、维持酸碱平衡和保持细胞应激功能等。当血钾升高时，早期可有四肢及口周感觉麻木、极度疲乏、肌肉酸痛，严重时可引起各种心律失常，甚至心搏骤停。

39. 为什么血钾低会觉得乏力

乏力是低钾血症初期的临床表现。低钾血症初期症状不明显，可表现为乏力和肌肉酸痛，严重时可引起呼吸麻痹、心律失常、血压波动及心血管事件。

三 慢性肾脏病特殊检查——经皮肾活检穿刺术

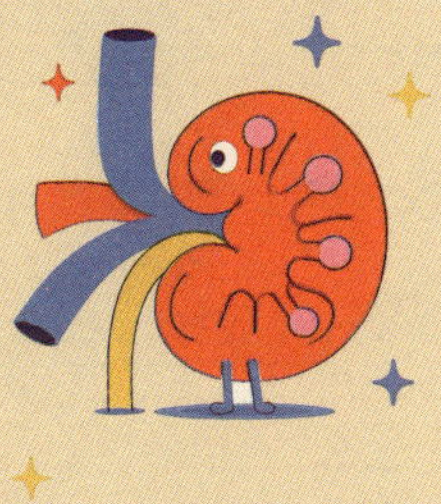

40. 为什么要做经皮肾活检穿刺术

肾穿刺活检，也称为经皮肾活检穿刺术，是肾内科最常见、最重要的一项有创性常规检查。通过肾活检可以明确慢性肾脏病的病理表现和病理类型，了解肾脏病变程度，根据病理特点和临床表现等制订治疗方案、判断疗效和预后等，肾脏病理检查被公认为是确诊肾脏疾病的金标准。

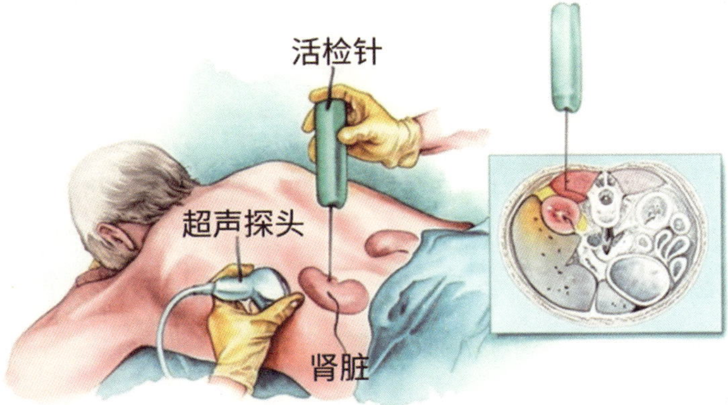

41. 门诊已经诊断肾病综合征，为什么还要做肾活检

肾病综合征代表的是临床症状的特点，肾病综合征的治疗方案需要针对病因来制订，而肾病综合征的病因有很多，包括原发性因素、代谢性因素、免疫相关因素等，治疗方案差异很大，因此，需要进一步检查、化验来明确病因。肾活检是明确肾脏

病理诊断的金标准，可以帮助确定肾脏疾病诊断、制订治疗方案、判断疾病预后，所以医生会建议患者行肾活检。

42．肾活检是手术吗

肾活检并不是手术。肾活检又称经皮肾活检穿刺术，属于穿刺性操作，通常在专门的检查室中进行，而非手术室。此外肾活检无须全身麻醉，仅需在穿刺处局部麻醉，创伤较小。

43．肾活检会很疼吗

肾活检属于有创操作，术中会对腰部进行局部麻醉，待麻醉药物起效后，痛感明显减轻，因此术中的痛感很轻微。术后麻醉药物失效后可能会感觉伤口处有轻微疼痛感，但不影响日常活动，因此不必过于恐慌。

44．肾活检会导致肾脏失去功能吗

肾活检对肾脏损伤很小，不会导致肾脏失去功能。肾活检主要是取肾脏皮质中的肾小球进行检查，取十几个肾小球就足够病理检查的需求，而人体的每个肾脏拥有上百万个肾小球，两个肾脏就有两百万个以上肾小球，因此肾活检对肾脏的滤过功能的影响微乎其微，不必过于担心肾活检损伤肾脏功能。

45. 几年前做过肾活检，为什么现在还要重复做

肾活检不仅用于疾病诊断，还对治疗方案的选择、判断疾病预后有重要意义。当发生肾脏疾病快速进展、多种免疫抑制剂或激素治疗方案效果不佳、临床症状变化与肾脏病理不符等情况时，医生会考虑再次进行肾活检以判断病情，确定治疗方案。

46. 移植肾可以做肾活检吗

移植肾可以做肾活检。当移植肾出现肾功能不全时，需要更积极地通过肾活检明确病因、确定治疗方案、判断疾病预后，移植肾活检与普通肾活检在术前准备、术中操作、操作风险等方面差异不大。

47. 孕妇可以做肾活检吗

孕妇可以做肾活检，但需要根据孕妇的肾脏情况、胎儿情况，由产科医生和肾内科医生共同评估风险，权衡利弊后，决定是否需要做肾活检。

48．月经期可以做肾活检吗

月经期不建议做肾活检。女性月经期凝血功能相对于平时会有下降，可能会使出血风险增加。尽管肾活检是很安全、出血风险很低的穿刺操作，但医生仍然希望最大限度地减少出血风险，因此会避开月经期进行穿刺。此外肾活检术后需要卧床24小时，卧床期间需要卧床排尿，经血和尿液混淆后难以判断是否有血尿。因此，月经期不建议做肾活检。

49．做完肾活检多久可以出院

出院时间根据病情来决定。通常情况下，肾活检术后需要卧床24小时，之后可下床活动，术后3天左右复查肾脏超声评估出血情况。肾活检病理结果出来后，医生会制订治疗方案，观察治疗方案效果，病情稳定即可出院，规律门诊随诊即可。

50．做肾活检之前可以吃饭吗

肾活检是局部麻醉的操作检查，与进餐并不冲突，在做肾活检之前可以进食，但由于做肾活检之后需要卧床24小时，长时间的卧床会使肠道蠕动变慢，容易发生胀气等不适，因此肾活检当日不建议进食容易胀气的食物，如豆浆、牛奶、鸡蛋等。

51．做肾活检之前不能吃什么药

做肾活检之前不能服用抗凝类药物，会增加出血风险。常见抗凝类药物包括阿司匹林、氯吡格雷、华法林等，中药的三七粉等活血化瘀的药物也不能服用。如果既往有心肌梗死、脑梗死、静脉血栓病史，需长期服用抗凝类药物的患者，就诊时主动告知医生正在服用药物情况，遵医嘱调整药物治疗，避免增加出血风险，术后病情稳定后，遵医嘱恢复用药，控制病情。

52．为什么做肾活检需要趴着

人体的肾脏位于腹膜后脊柱两侧，更靠近背部。穿刺时，俯卧位能够便于暴露肾区，同时减少穿刺对其他脏器的影响。因此肾活检时需要患者俯卧位，同时腹部垫软枕，以便医生更好地通过超声观察肾脏位置，进行穿刺操作，减少穿刺出血的风险。

53．为什么移植肾做活检要躺着

移植肾需要根据其位置来决定术中姿势。通常情况下，移植肾会在左侧髂窝或右侧髂窝，距离体表较浅，因此平卧位即可充分暴露穿刺部位。

54. 为什么肾活检之前要练习憋气

肾脏位置会随着人体呼吸上下浮动，肾活检过程中患者呼吸会导致肾脏的位置发生变化，不利于医生的穿刺操作。所以穿刺时需要患者憋气配合，在穿刺瞬间保持肾脏位置固定，从而避免针尖划伤肾脏被膜，减少并发症，尤其是出血的风险。

55. 做完肾活检需要卧床多久

肾脏属于腹膜后脏器，局部出血后外力按压止血效果欠佳，所以肾活检后需要严格卧床休息，腰腹部需要绝对制动，防止因活动导致肾脏损伤、出血或发生其他并发症，建议平卧位 12 小时后翻身，卧床 24 小时后方可下床活动。

56. 做完肾活检卧床期间是一动不动吗

肾活检后卧床期间要求腰腹绝对制动，腰腹部不能扭动，避免腰腹用力，但并非全身都一动不动。头部可以左右转动，双手可以随意活动，双腿可以轻微活动。静脉血栓高风险的患者可以适当做踝泵运动，以预防下肢静脉血栓的形成。

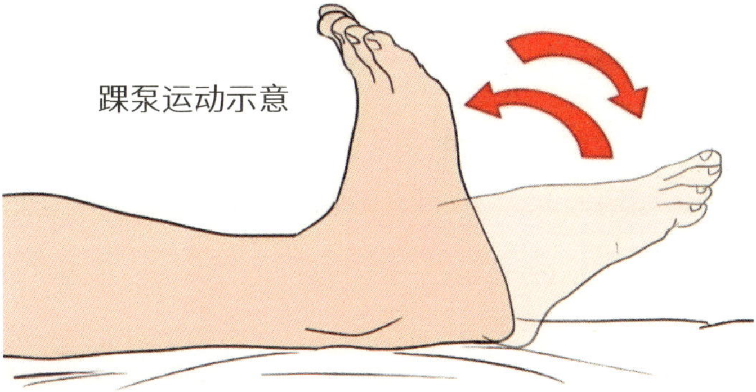

57. 为什么做完肾活检要观察尿液颜色

肾活检后观察尿液的颜色变化，有助于及时发现术后是否有出血。如果发现肉眼血尿应及时通知医务人员，由医生评估后进行对症处理。

58. 为什么起床时要按起床“三部曲”去做

长时间卧床后如果突然起床，体位改变可能会造成直立性低血压，容易出现头晕，甚至晕厥、跌倒等情况。所以在起床时应按照起床“三部曲”缓慢改变体位，先床上半坐位 5 ～ 10 分钟，再床边坐位 5 ～ 10 分钟，最后再床旁站立，循序渐进。

59. 肾活检患者起床后是不是可以随意活动了

肾活检起床后并非可以随意活动。起床后活动宜缓慢，可适当在房间内活动，活动范围不宜过大，不建议爬楼梯。避免腰腹用力，如用力解大便，也要避免弯腰搬重物，不能做剧烈运动，避免劳累。活动时如果感觉乏力、疲劳、头晕等不适，需要及时卧床休息，避免跌倒。

60. 肾活检后复查超声没有血肿是不是就不会再出血了

一般情况下，穿刺术三天后会复查肾脏超声，如果超声结果显示未见肾周血肿，表示出血风险降低。但如果后续完全不限制剧烈活动、长时间腰部扭动的话，仍存在肾脏迟发性出血的风险。

61. 做完肾活检的伤口敷料什么时候可以去除

肾活检穿刺伤口通常比较小，一般只有几毫米。如果伤口愈合情况良好，没有明显的出血或者感染，伤口处也没有出现红肿、疼痛等情况，且肾活检后复查的彩超结果也未见明显异常，一般在术后第三天可以去除伤口敷料。

62．做完肾活检多久可以洗澡

肾穿刺活检属于有创检查，局部皮肤有创口，可能会出现出血、疼痛等不适症状，如果伤口沾水容易造成感染，所以短时间内不建议洗澡。一般需要等到术后一周伤口完全愈合、没有明显出血或疼痛时，才可以洗澡。

63．肾活检患者出院后会不会发生延迟性出血

肾活检穿刺术后出血多发生于穿刺后 6 ～ 8 小时，也有一部分发生于穿刺 8 小时后，多数穿刺后出血是在住院期间发生的，可以得到及时处理，不用过于担心。只要出院后避免剧烈运动、腰腹用力，一般不会发生延迟性出血。

64．做完肾活检需要静养多久

做完肾活检的 24 小时以内，需要严格卧床休息，腰腹制动。穿刺 24 小时以后，没有明显出血表现，可以在医护人员指导下，缓慢起身活动。穿刺后一个月内注意避免腰腹用力，如弯腰搬重物、做扭腰体操、用力排便等，还要避免剧烈活动，如踢足球、打篮球等。

65．做完肾活检可以上班吗

肾活检穿刺术后一个月内需要避免腰腹用力，避免剧烈活动，可以进行轻体力劳动。如果从事的工作以电脑办公、文案办公为主，可以正常上班，但要避免熬夜、避免劳累。如果从事的工作以重体力劳动为主，则需要暂缓工作。

66．做完肾活检之后多久可以运动

肾活检属于对肾脏的有创操作，为避免出血，建议穿刺术后 1 ～ 2 周逐渐恢复日常活动，术后 3 周内禁止剧烈运动或重体力劳动，穿刺术后 1 个月内避免腰腹部用力、扭动及剧烈运动，穿刺术后前 3 月建议以轻体力劳动为主，避免过度劳累。

四 慢性肾脏病药物治疗

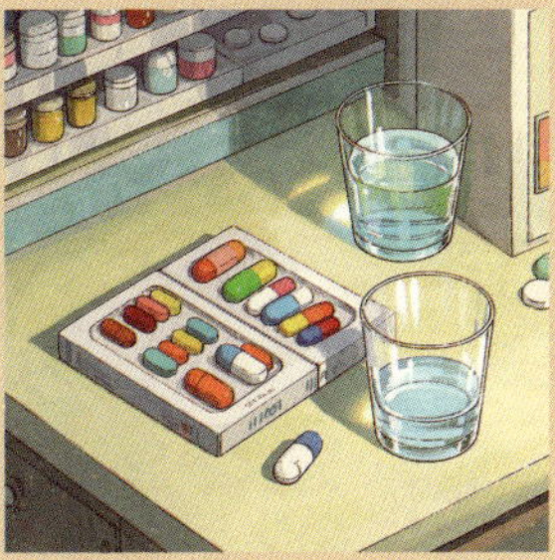

67. 得了慢性肾脏病一定要吃激素吗

激素并不是“神药”，并不适用于所有慢性肾脏病患者。通常所说的激素指的是糖皮质激素，主要应用在免疫相关的肾脏疾病治疗及原发性肾小球疾病上，但具体治疗方案要到医院完善检查后由专科医生决定。

68. 慢性肾脏病患者吃的是什么激素

慢性肾脏病患者通常吃的激素是指糖皮质激素，常见药物包括泼尼松、泼尼松龙、甲泼尼龙等。部分慢性肾脏病的发病机制和免疫系统及炎症反应有关，糖皮质激素具有抗炎、免疫抑制的作用，能达到诱导肾脏疾病缓解、抑制疾病进展的目的，是治疗肾脏疾病的常用药物。

69. 激素该饭前吃还是饭后吃

通常情况下，糖皮质激素需要按时按量服用，为了避免扰乱自身激素分泌的节律，建议早上 7 ～ 8 点服用。由于服用糖皮质激素后会刺激胃酸分泌，部分患者服药后会有胃部不适，可选择饭后服用，以减少胃部刺激。

70. 激素是不是需要终身服用

并非所有慢性肾脏病患者都需要终身服用激素。服用激素的疗程主要取决于肾脏病理分型及服用激素后的治疗效果，医生会根据病情，逐步减少激素服药量，避免骤停药物引发不良反应。

71. 吃激素变胖怎么办

长期服用糖皮质激素会出现向心性肥胖，如满月脸、水牛背等，而四肢相对纤细。这是因为糖皮质激素会影响脂肪代谢和分布，导致脂肪主要堆积在躯干部位，四肢较少，最终造成向心性肥胖。当病情好转，激素逐渐减量后这种作用会逐渐减弱，因此这种向心性肥胖并非终身肥胖，不要过度焦虑，千万不可自行调整药物剂量。

72. 为什么医生有时开的激素是输液而不是口服

口服给药是最简单、方便、经济的给药方式，适用于居家治疗的患者，而静脉输液是起效最快的给药方式。当病情较重时，医生会考虑使用静脉输液的给药方式，以便药物尽快起效，以控制病情。此外，严重的肠道水肿可能会影响口服药物吸收效率，因此对于存在肠道水肿的患者，医生也会考虑静脉输液给药。当病情稳定后可能会更换为口服给药方式。

73．为什么吃激素期间要化验大便

通过化验大便可判断是否存在消化道出血。糖皮质激素会减弱胃肠道黏膜的防护作用，如果既往有慢性胃炎、消化道溃疡的病史，则有可能增加消化道出血的风险，因此需要关注大便颜色，定期检查便潜血。如发现大便颜色发深或者呈柏油样，或定期化验发现便潜血呈阳性，需要及时就诊进一步治疗。

74．什么是柏油样便

柏油样便是指大便颜色呈黑色并表面发亮。当上消化道或小肠出血后，血液在肠道内停留时间较长，血液中的血红蛋白会在肠道内与硫化物结合形成硫化铁，使大便颜色变黑，形色如同柏油，所以称为柏油样便。一般来说出现柏油样便应及时就诊，但是部分药物（如铁剂、活性炭、铋剂等）和进食血液制品、动物肝脏、菠菜等也会导致柏油样便，所以要注意鉴别是否由相关药物或食物引起的。

75．最近症状好多了，可不可以不吃激素

千万不可以自行停药。长期服用中剂量或大剂量激素时，突然停用会出现肾上腺皮质功能减退症状，如关节疼痛、肌肉疼痛、疲劳、头痛、发热、低血压、恶心、呕吐等，此外不规律服用激素也会给病情控制增加困难。因此激素能否停用一定

要遵从医嘱，切勿擅自决定。

76. 都说激素副作用大，能不能少吃点

千万不可以随意增减激素的药物剂量。激素的药物剂量是医生根据疾病诊断、病情轻重及患者体重计算得出，如果随意改变药物剂量，可能会出现肾上腺皮质功能紊乱的症状，如关节疼痛、肌肉疼痛、疲劳、头痛、发热、低血压、恶心、呕吐等，此外不规律服用激素也会给病情控制增加困难。

77. 为什么没有患糖尿病，医生却要求监测血糖

服用糖皮质激素会引起血糖升高，由于个人体质差异，医生需要了解血糖变化情况，因此在刚开始服用糖皮质激素期间及调整药物剂量期间，医生会要求监测血糖。还有一部分患者未服用激素，但既往血生化结果提示血糖升高，且尚未诊断糖尿病，为了进一步了解病情，医生同样会要求监测血糖。

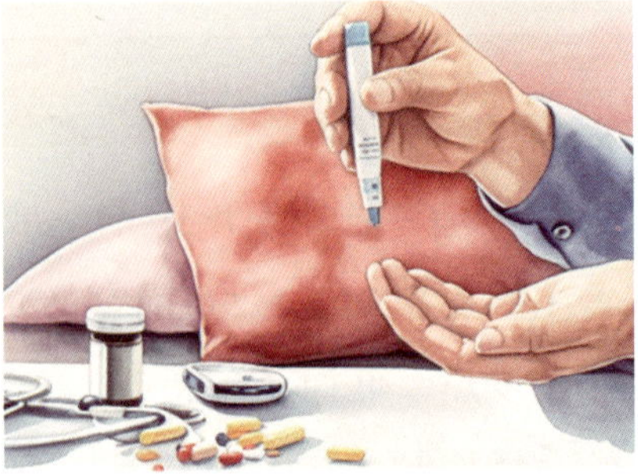

78. 吃了激素血糖高了，是得糖尿病了吗

服用糖皮质激素期间会出现血糖升高，与药物反应有关，不必过于担心，大部分患者的血糖会在糖皮质激素逐渐减量停药以后逐步恢复正常。

79. 血糖高了是终身需要胰岛素治疗吗

不一定。除1型糖尿病患者必须使用胰岛素治疗外，其他糖尿病患者是否需要胰岛素治疗需要根据病情及糖尿病的类型来决定。如果是服用激素期间出现的血糖升高，大多数患者在停药后血糖能恢复正常，不需要长期用药控制血糖。

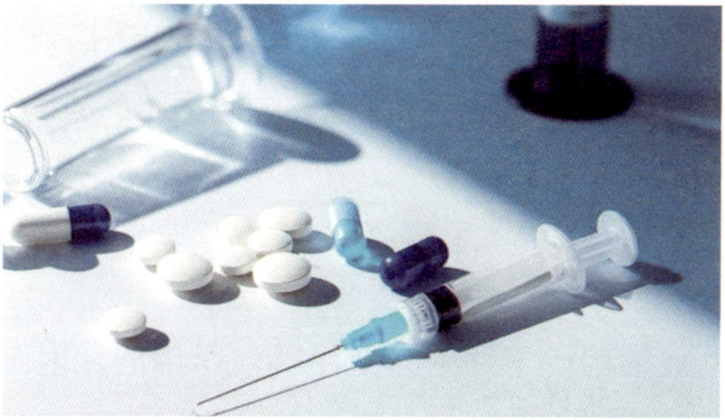

80. 降糖药怎么吃

降糖药物的服用方法与药物种类及剂型有关，具体服药方法可阅读药品说明书，这里仅列举常见的服用方法。

（1）双胍类：如二甲双胍，可在进餐时服用或餐后立即服用，服药期间不良反应以胃肠道反应为主，如恶心、呕吐、腹泻等。单独服用双胍类降糖药不易发生低血糖，但与其他降糖药联合使用时仍有低血糖风险。

（2）磺脲类：如格列喹酮、格列吡嗪、格列齐特等，可在餐前 30 分钟服用。服药期间存在低血糖风险，需要规律监测血糖。

（3）格列奈类：如瑞格列奈、那格列奈，在餐前 15 分钟服用，服药期间存在低血糖风险，需要规律监测血糖。

（4）α - 糖苷酶抑制剂：如阿卡波糖，餐前即刻整片吞服或与第一口主食一起嚼服，服药期间不良反应以胃肠道反应为主，与其他降糖药联合使用时有低血糖风险。

（5）钠 - 葡萄糖共转运蛋白 2 抑制剂：如达格列净，每日同一时间按时服用即可，服药期间需要预防尿路感染的发生。

81. 胰岛素怎么用

胰岛素最常用皮下注射方式给药，常用的注射工具包括胰岛素专用注射器、胰岛素笔、无针注射器、胰岛素泵。注射部位可以选择腹部、手臂、大腿、臀部，但不同部位药物吸收速度不同。腹部是吸收最快的部位，短效胰岛素首选腹部进行注射。手臂的皮下组织较薄，容易注射至肌肉层，因此自我注射时建议使用超细超短型注射针头，或者由医务人员或是家人协助注射。

不同种类胰岛素的注射时间不同，需要根据类型来辨别，具体可阅读自己所用的胰岛素说明书。

速效胰岛素餐前即刻注射，注射后即可进食；短效胰岛素需要在餐前 15 ～ 30 分钟注射；中效胰岛素、长效胰岛素、超长效胰岛素通常睡前或清晨注射，或遵医嘱每日定时注射。

操作方法：使用胰岛素笔注射前要先更换胰岛素针头，清洁消毒注射部位皮肤，胰岛素笔排气后调至正确剂量，用示指和拇指轻轻捏起皮肤，注射针头垂直于皮肤进行皮下注射，药物推注完毕后，保持针头在皮肤内停留 10 秒后再拔出针头。

长期注射胰岛素时需要注意注射部位的轮换，防止出现皮下脂肪萎缩或增生、硬结等。

82．胰岛素如何保存

未开启的胰岛素需要放在冰箱冷藏保存，储存温度为 2 ～ 8℃，不可冷冻。未开启的胰岛素避免放在冰箱门内侧，反复开关冰箱门会使胰岛素震荡；避免胰岛素紧贴冰箱内壁，冰箱内壁通常温度更低，容易结霜。

开启后的胰岛素通常需要在 28 天内使用完毕（或查询药品说明书），可放在室温环境保存，25℃比较适宜，存放于阴凉干燥的地方，避免阳光直射，避免放在距离灶台、暖气太近的地方，避免受热。北方地区天气太冷时，胰岛素避免靠近房间内太冷的位置，如窗台、阳台等靠近户外的地方，以免胰岛素结冰。

83. 什么是免疫抑制剂

免疫抑制剂是作用于免疫系统的药物，能够降低机体的免疫反应，起到长期抑制炎症反应的作用。部分肾脏疾病与免疫系统过度激活有关，而免疫抑制剂可以通过抑制异常的免疫反应，从而控制肾脏疾病进展，达到治疗的目的。常用药物包括环孢素、他克莫司、羟氯喹、环磷酰胺、吗替麦考酚酯、雷公藤等。

84. 慢性肾脏病患者环孢素应该怎么服用

根据医嘱按时服用，一日两次服用的患者需要固定服药间隔，间隔时间控制在 12 小时左右，避免两顿药物之间间隔太短。注意服药前再将铝箔包装打开，取出胶囊整粒服用。服药期间避免食用西柚类食物。部分药物会影响环孢素的浓度，包括抗生素（如阿奇霉素、克拉霉素、氟康唑等)、治疗痛风的药物（如别嘌醇、秋水仙碱)、心血管用药（胺碘酮、维拉帕米、地尔硫䓬)、神经系统药物（卡马西平、奥卡西平、苯妥英）等，服用时需要咨询医生，并定期监测血药浓度。

85. 慢性肾脏病患者他克莫司应该怎么服用

他克莫司建议餐前一小时或餐后两小时服药，一日两次服用的患者需要固定服药间隔，间隔时间控制在 12 小时左右，避免两顿药物之间间隔太短。服药前再将铝箔包装打开，取出胶囊整粒服用。服药期间避免食用西柚类食物，避免饮酒。部分药物会影响他克莫司的浓度，如抗生素（如阿奇霉素、克拉霉素、氟康唑等）、心血管用药（胺碘酮、维拉帕米、地尔硫䓬）等，服用时需要咨询医生，并定期监测血药浓度。

86．慢性肾脏病患者羟氯喹应该怎么服用

羟氯喹建议在进餐时服用或服用时饮用牛奶。羟氯喹可能会干扰视觉和神经系统，服药期间关注视觉变化，如出现不明原因的视力下降、色觉异常及时就诊。服药期间尽量避免开车、操作危险机械。羟氯喹可能引起低血糖，用药期间需要监测血糖水平。

87．慢性肾脏病患者环磷酰胺应该怎么服用

环磷酰胺根据医嘱按时按量服用，与进餐时间无关，饭前饭后均可服用。环磷酰胺最常见的副作用是引起骨髓抑制而出现白细胞下降或血小板下降，因此用药期间需要定期监测血常规。服药期间可能会少量脱发，停药后会好转。关注尿色变化，如果出现肉眼血尿可能是大量环磷酰胺导致的出血性膀胱炎，需要及时就诊。此外环磷酰胺具有生殖毒性，大剂量服用可能会出现月经失调、不孕不育，如果有生育计划，需要尽早与医

生沟通，调整治疗方案。

88. 什么是出血性膀胱炎

出血性膀胱炎是指膀胱内的急性或慢性弥漫性出血。大剂量环磷酰胺的药物副作用会导致出血性膀胱炎。环磷酰胺的代谢产物会大量附着在膀胱壁上，刺激膀胱黏膜引起出血性膀胱炎，主要表现为肉眼血尿。因此服用环磷酰胺期间建议适量饮水，按时服用利尿药，保持尿量，避免憋尿，关注尿色变化，如出现肉眼血尿，及时就诊。

89. 慢性肾脏病患者吗替麦考酚酯应该怎么服用

吗替麦考酚酯建议餐前一小时或餐后两小时服用，片剂不要碾碎。注意皮肤不要接触胶囊内药粉。另外，部分药物会影响吗替麦考酚酯的浓度，如司维拉姆、铝碳酸镁、氢氧化铝等药物，服用时需咨询医生，如必须服用，两种药物间隔 2 小时以上。

90. 慢性肾脏病患者雷公藤应该怎么服用

雷公藤建议餐后服用。用药期间定期复查血常规、肝肾功能及心电图。雷公藤对生殖系统有影响，可能造成不孕不育，如有生育计划，应及时就诊告知医生，尽量避免使用。

91．为什么服用免疫抑制剂时不让吃西柚

西柚（葡萄柚）中含有呋喃香豆素，这种成分会抑制人体内分解药物的酶活性，导致血药浓度增加。换句话来说，部分药物与西柚同服，1片顶5片。因此，他克莫司、环孢素这类需要监测血药浓度的药物，应避免与西柚同服。

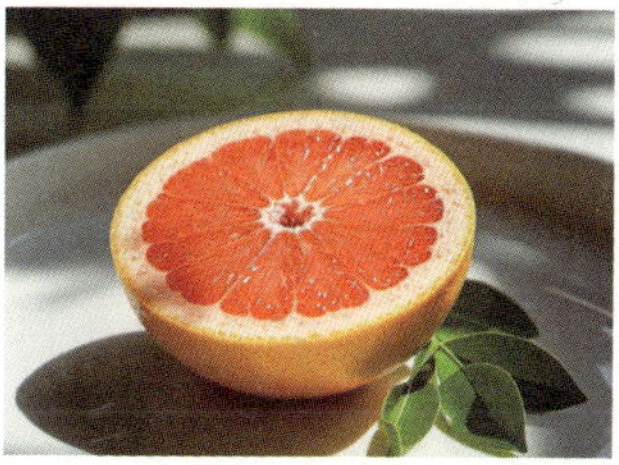

92．少吃一顿免疫抑制剂有影响吗

尽量避免漏服药物，如果发现漏服，尽快补服；若已临近下一顿服药时间，正常口服本次剂量即可，不要服用双倍药量。复诊时应及时告知随诊医生，如出现不适症状，应尽快就诊。

93．服用激素和免疫抑制剂期间为什么要预防感染

激素及免疫抑制剂均会抑制身体的免疫功能，在治疗的同时，也会削弱正常的抵抗力，容易出现各种病原体导致的感染，或使体内隐性感染病灶得以扩展和播散。一旦出现感染，会加重疾病进展，不利于疾病预后。因此，在服用激素和免疫抑制剂期间预防感染是重中之重。

94. 为什么没有高血压，肾内科的医生还开降压药

肾内科医生常开的沙坦类、普利类药物均属于降压药，如氯沙坦、卡托普利等。这类药物可以减少尿蛋白，对心肾有保护作用，改善肾脏预后，是 IgA 肾病、膜性肾病等肾脏疾病患者的常用药物。用药期间应关注血压变化，如果出现低血压的症状（如头晕），请先卧床休息，避免跌倒，监测血压情况，及时复诊与医生沟通。

95. 服用沙坦类降压药该注意什么

沙坦类降压药是治疗肾脏疾病常用的降压药物，对于控制尿蛋白、延缓肾脏损伤有帮助。沙坦类药物需按时按量服用，饭前饭后服药均可,不要嚼碎服用。尽可能每日在同一时间服药，避免当日早上服药，次日下午才服药的情况，也尽量避免自行频繁调整降压药物的剂量，这样可能造成血压波动。服药期间需要监测血压情况，如血压出现较大波动，需要及时就诊。此外还需要定期复查肾功能及血钾情况，如出现血钾升高或肌酐升高的情况，需要及时就医。

96. 为什么吃降压药后，起床时老头晕

服用降压药期间可能出现直立性低血压，主要表现为坐下

或躺下起立后血压降低导致的头晕。直立性低血压通常发生在改变体位时，如晨起起床从平卧位改为坐位的过程中，以及如厕时从蹲位或坐位改为站立位时，如果动作过快过猛，容易导致直立性低血压的发生，甚至跌倒受伤。如果此种症状出现频繁，建议向医生咨询是否需要调整药物。

97. 如何预防直立性低血压

服用降压药物期间改变体位宜慢不宜快。例如，晨起起床时，缓慢坐起，坐在床上 1 ～ 2 分钟后，如无头晕等不适，缓慢站立床旁，站立 1 ～ 2 分钟后，无头晕等不适后，再正常活动。如厕后改变体位同样需要缓慢过渡，避免诱发直立性低血压导致跌倒受伤。

98. 降压药饭前吃还是饭后吃

降压类药物应按时按量服用，饭前饭后均可，不要嚼碎服用。尽可能每日在同一时间服药，避免当日早上服药，次日下午才服药的情况。

99. 为什么要吃抗凝药

慢性肾脏病患者由于低蛋白血症、血液浓缩等原因，血液会呈高凝状态，容易发生血栓，影响人体血液循环，加重疾病负担，一旦血栓脱落非常危险，甚至会危及生命。因此医生会评估发生血栓的风险，对风险较高的患者使用抗凝药物来预防血栓形成。

100. 服用抗凝药期间要注意什么

服用抗凝药期间，需重点预防出血风险。建议采用软毛牙刷预防牙龈出血，日常活动中注意安全，以防跌倒或磕碰受伤。静脉采血后，应适当延长按压时间，避免出血或皮下血肿的发生。一旦发现皮肤出现无原因的瘀斑，或是出现血尿、血便等异常情况，应立即就医。

101. 服用华法林期间可以吃绿叶蔬菜吗

绿叶蔬菜大多富含维生素 K，而维生素 K 摄入过多可能影响华法林的抗凝效果，引起 INR 波动。服用华法林期间，患者可以食用绿叶蔬菜，但需注意保持用药期间每日蔬菜种类和数量的稳定，避免短时间内大量食用绿叶蔬菜，确保饮食结构的相对平衡。务必遵循医生指导，定期监测相关指标，以确保抗凝治疗的安全性和有效性。

102. 每天要吃很多种药，可不可以一起吃

部分药物的确不能同时服用，如他克莫司与含镁、含铝制

剂（如硫糖铝、铝碳酸镁片等）不建议同时服用，会影响药物吸收。因此服用多种药物时，建议先阅读药品说明书，查询不可同时服用的药品。如果用药方案非常复杂，可以及时与医护人员沟通。

103．碳酸钙片应该什么时候吃

碳酸钙片大多用于补充钙离子，为了促进钙离子的吸收，可在胃酸分泌较多时服用，如餐后。部分慢性肾脏病患者患有高磷血症，为了减少磷的摄入，可将碳酸钙片嚼碎后与饭菜（尤其是食物中的肉类）一起服用，减少肠道对磷的吸收。

104．司维拉姆该怎么服用

司维拉姆建议餐中服用，药片应完整吞服，不宜压碎、咀嚼或打成碎片。司维拉姆可促进磷通过肠道排出体外，降低血清中磷浓度。司维拉姆如果与吗替麦考酚酯同时服用，会影响吗替麦考酚酯的血药浓度，服药前需咨询医生，如果两种药物都需要服用，则需要间隔 2 小时以上。司维拉姆与罗沙司他同时服用会影响罗沙司他的药物吸收，两种药物需要间隔至少 1 小时再服用。

105. 罗沙司他该如何服用

罗沙司他通常每周服用三次，饭前、饭后或与食物同服均可，不会影响药物吸收，对于正在接受血液透析或腹膜透析的患者，可以在透析治疗前后的任何时间服用罗沙司他。服药期间定期监测血常规，评估贫血改善情况。罗沙司他与司维拉姆、含镁铝的抗酸剂（如铝碳酸镁咀嚼片等）同时服用会影响罗沙司他的药物效果，需要间隔 1 小时以上服用。

五 慢性肾脏病特殊治疗药物——利妥昔单抗

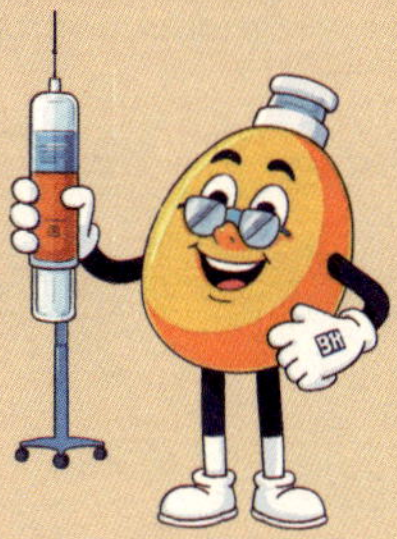

106. 利妥昔单抗治疗是口服还是打针

利妥昔单抗是静脉用药，需要通过静脉输液的方式给药。输注过程中需要逐步递增输液速度，如果未发生任何不适，输注时长在 6 ～ 8 小时。

107. 所有慢性肾脏病患者都可以用利妥昔单抗吗

并不是所有的慢性肾脏病患者都可以用利妥昔单抗治疗。目前利妥昔单抗适用于膜性肾病、部分反复复发的微小病变肾病、治疗效果不佳的局灶节段性肾小球硬化、某些类型的难治性狼疮性肾炎、ANCA 相关性血管炎等疾病。具体是否可以使用利妥昔单抗治疗，需要到肾内科就诊，由医生根据病情判定。

108. 为什么输注利妥昔单抗期间要进行心电监护

输注利妥昔单抗期间可能发生输液相关反应，一般症状比较轻，包括发热、寒战、皮肤潮红、瘙痒、皮疹、咽部不适等，也可能引起低血压、心动过速等不良反应，因此在输注过程中会进行心电监护，严

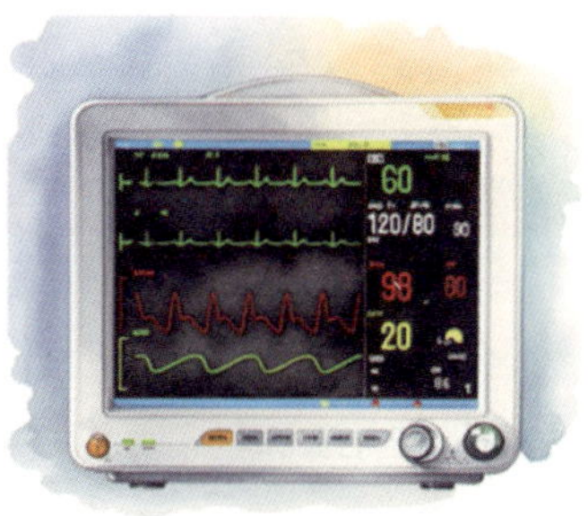

密观察血压、心率、血氧饱和度及心电图变化等，记录生命体征，若有异常及时发现和处理。

109. 为什么输利妥昔单抗前要吃药、打针

输注利妥昔单抗期间可能发生输液相关反应，输注前30～60分钟需要口服非甾体抗炎药，同时还要肌内注射抗组胺类药物、静脉注射糖皮质激素类药物以预防输液相关反应，待上述药物起效后开始静脉输注利妥昔单抗，从而有效降低输液相关反应发生率和严重程度。

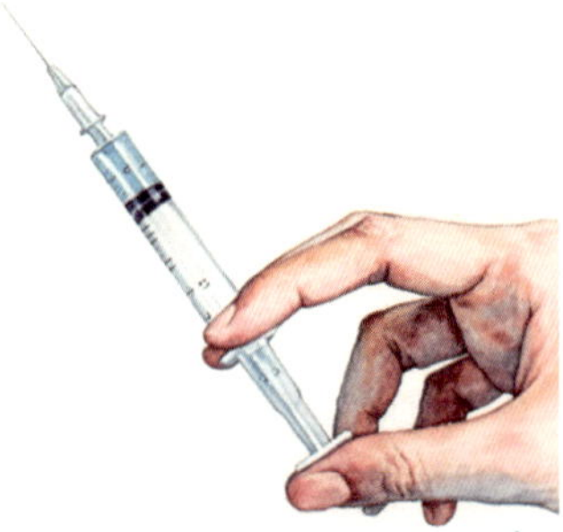

110. 吃完药、打完针为什么不能立刻输注利妥昔单抗

利妥昔单抗发生输液相关反应的情况较为多见，因此输注前预先使用抗过敏药物，遵循标准预处理原则，使用抗过敏药物需等待30～60分钟药物起效后开始输利妥昔单抗，以降低

过敏反应的发生率和严重程度。

111. 利妥昔单抗为什么输得很慢

利妥昔单抗输注过程中可能发生输液相关反应，多数发生在输注药物 30 分钟至 2 小时内，因此在开始输注阶段，应特别注意。要严格按照药物说明起始缓慢给药，观察有无输液相关反应，若无不适症状或不适症状缓解后再逐渐调高输注速度。

112. 输注利妥昔单抗期间可以吃水果吗

输液期间建议进食清淡易消化食物，不可食用易过敏的食物（如海鲜等），用药时若无恶心、呕吐、腹泻等其他不适症状，是可以正常进食的，水果当然也是可以吃的。但要注意，生吃瓜果需要彻底清洗干净或削皮后再食用，避免增加感染风险。

113. 为什么输注利妥昔单抗会发生过敏反应

俗称利妥昔单抗的过敏其实是药物的输液相关反应，发生机制并不明确，多发生在含蛋白的生物制剂中，非人源化抗体发生的风险更高。利妥昔单抗是一种人鼠嵌合性抗 CD20 单克隆抗体，属于生物制剂，含有鼠蛋白结构，因此出现各类不良反应的可能性较高。另一方面，患者个人体质也会影响不良反应发生概率，如有过敏史、合并呼吸疾病等。

114. 什么症状说明发生了输液相关反应

输液相关反应的症状多样，常见表现有发热、寒战、皮肤潮红、瘙痒、皮疹、低血压、恶心、呕吐、腹泻、胸痛背痛及乏力等。尤其需警惕荨麻疹、反复咳嗽、喉咙发紧、呼吸困难、心率增快及嗓音改变等严重症状，这可能是输液相关反应（俗称过敏反应）的信号。即使出现这些症状，也无须过度恐慌，这是使用利妥昔单抗治疗时的常见不良反应。关键在于及时告知医护人员，他们将迅速评估并采取专业措施处理。

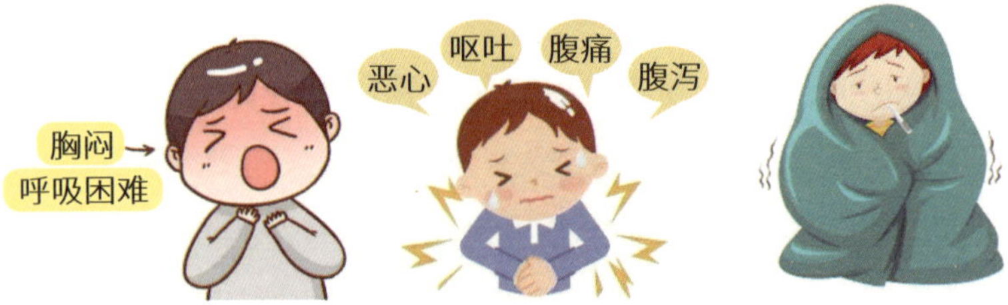

115. 发生输液相关反应了，是不是再也不能用利妥昔单抗了

发生输液相关反应后是可以考虑继续使用利妥昔单抗的。多数输注利妥昔单抗发生的输液相关反应都是比较轻微的，可以通过缓慢输注和暂停输液缓解，并且大多是可以耐受的。发生严重和危及生命的过敏反应并需永久性停药的情况是非常少见的。

116. 留置针拔除后多久能洗手

留置针拔除后应先按要求按压穿刺处，按照静脉走行纵向按压，按压 3 ～ 5 分钟，按压时不要揉搓穿刺处。拔除留置针后 24 小时内最好不要将带有针眼的手浸泡在水中，也不要行湿热敷，以免针眼处扩张出现皮下渗血。24 小时之后观察穿刺处无异常，即可正常洗手。

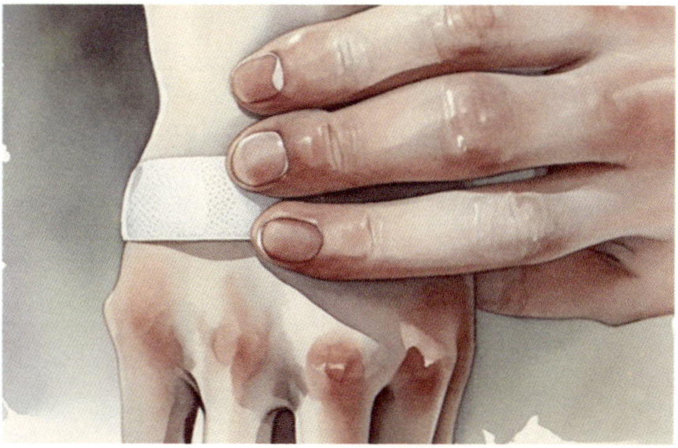

117. 利妥昔单抗治疗后需要复查哪些指标

在进行利妥昔单抗治疗后，出院证明中医生会写出明确的复查项目、复查时间和复查指标的参考范围，患者按要求复查即可。一般情况下，定期复查项目包括淋巴细胞计数、抗 PLA2R 抗体、24 小时尿蛋白定量、HBV（必要时）等。

118. 出院后还会发生输液相关反应吗

输注利妥昔单抗引起的不良反应多发生在输注药物30分钟至2小时内，但也可能24小时后才出现，延迟的输液相关反应是较为罕见的。

六 慢性肾脏病居家护理

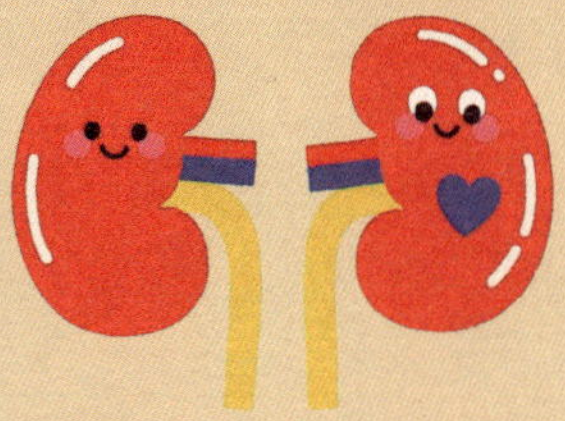

119. 得了慢性肾脏病，应该多喝水还是少喝水

需要根据病情来决定饮水量。有些患者担心喝水会导致水肿，就盲目地限制饮水量；有些患者认为喝水能够帮助排毒，就拼命喝水。其实这些都是不正确的做法。要根据 24 小时尿蛋白数值、肾脏功能、自身水肿的情况等来综合决定一天的饮水量。并且饮水要遵循少量多次的原则，小口饮用。

120. 医生要求限制饮水量，太口渴怎么办

首先要改变饮食习惯，选择少盐、少油、少辣的饮食，减少口渴感。在限制饮水总量的同时，少量多次饮水，避免一次性饮用太多水。当口渴难耐时，可以通过漱口、口含冰块、口含薄荷叶等方式，来改善口渴症状。

121. 出现水肿了还能正常饮水吗

喝水当然可以，但是需要限制饮水量。如果水喝得太多，肾脏又不能及时地排出，就会导致水肿越来越严重。如果没有明显的水肿且尿量正常，就可以正常饮水。一般情况下，一天的饮水量等于前一日的尿量加上 500 毫升。当然，饮水量不仅指的是喝进去的水，还包括了粥、面条、水果、蔬菜等这些食物中的水的含量。

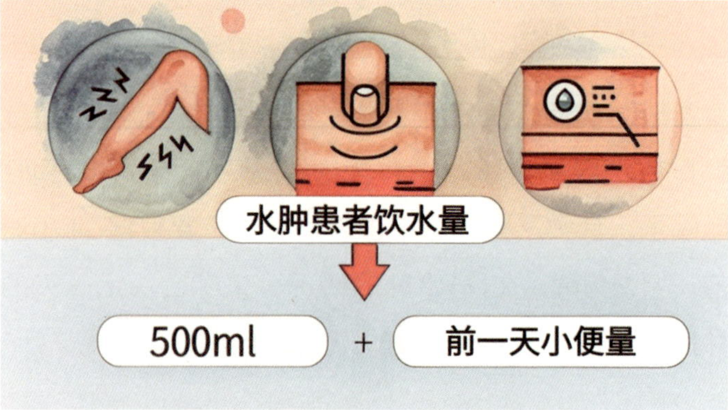

122．水肿时日常生活需要注意什么

水肿患者居家时需要监测每日空腹体重的变化、记录 24 小时出入量，来监测自身水肿情况的变化。同时还要关注日常饮食、水肿皮肤的保护、服药的注意事项、预防感染，以及日常活动相关注意事项等。

123．水肿部位的皮肤突然发红，还疼痛，这是怎么了

水肿部位的皮肤突然发红伴有疼痛考虑皮肤感染的可能，需要尽快就医治疗。水肿时由于皮下组织疏松，一旦发生感染非常容易引发全身播散，导致疾病预后不良，因此日常生活需要预防皮肤感染，一旦发生感染需要立即就医治疗。

124. 居家期间如何监测体重变化

每日晨起排空大小便后测量体重并记录，注意每日测体重时保持一样的服饰，使用同一体重秤测量，以免出现较大的偏差。如出现 1 周内体重增长在 2 千克以上或体重持续增长请及时就医。

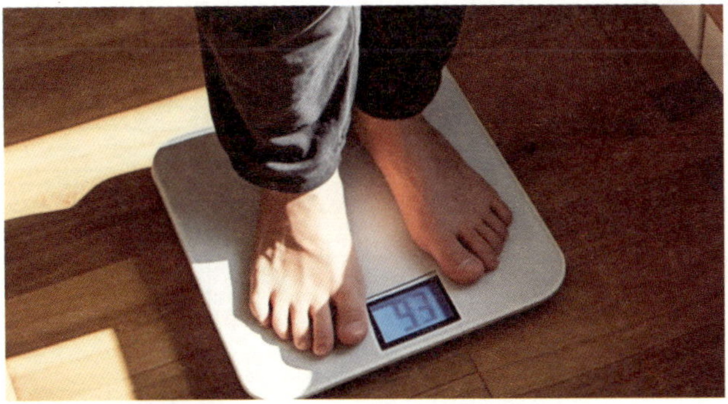

125. 居家期间如何记录出入量

记录每日的饮水量、食物的含水量与尿量（表 1）。食物的含水量可以根据食物种类进行估算。干性的固体食物，如饼干、果干、麦片、坚果等，含水量约占 10% 以下；液态食物，含水量约占 90% 以上；新鲜蔬果的含水量约占 90%；熟肉的含水量占 50%～70%；面条、米饭含水量约占 70%；馒头、饼的含水量占 20%～50%。尿量、呕吐量、腹泻量可直接用带刻度的尿桶测量。

表 1　居家出入量记录表

日期		今日空腹体重			
时间	饮食	含水量	尿量	常规服药	备注
7:30	牛奶 250 毫升	250 毫升	500 毫升	呋塞米 20 毫克	
	鸡蛋 1 个	30 毫升			
	馒头 1 个	30 毫升			
10:00	水	300 毫升	300 毫升		
	苹果 200 克	180 毫升			
每日小结		总入量：		总出量：	

126. 慢性肾脏病患者如何预防呼吸道感染

居家期间，房间内定时开窗通风，每次通风 15 ～ 30 分钟，保持房间内空气清新。外出时正确佩戴口罩并及时更换。呼吸道疾病流行时节，避免去人群密集地方，避免与发热、有呼吸道症状的人密切接触。返回家中后，及时洗手。

127. 咳嗽是不是意味着呼吸道感染了

咳嗽是一种正常的生理现象，它是人体的一种保护机制，不一定都是感冒引起的。若呼吸道较为敏感，在吸入刺激性气味或接触过敏原以后，如干燥的空气、灰尘、毛发等，会导致过敏性咳嗽。呼吸道感染是导致咳嗽的常见原因，是否为感染引起的咳嗽需要医生结合症状及相关检查结果才能确诊。

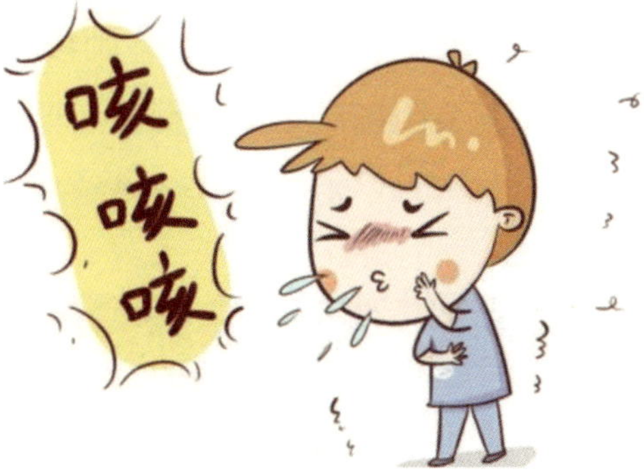

128. 慢性肾脏病患者如何预防消化道感染

饭前便后勤洗手。加强口腔的清洁，每日三餐后可用清水或医生开具的漱口水漱口，睡前刷牙。居家饮食注意食品及餐具的清洁，避免生食肉类、鱼类，水果洗净后食用，注意饮用水卫生。外出就餐时注意餐厅卫生条件。

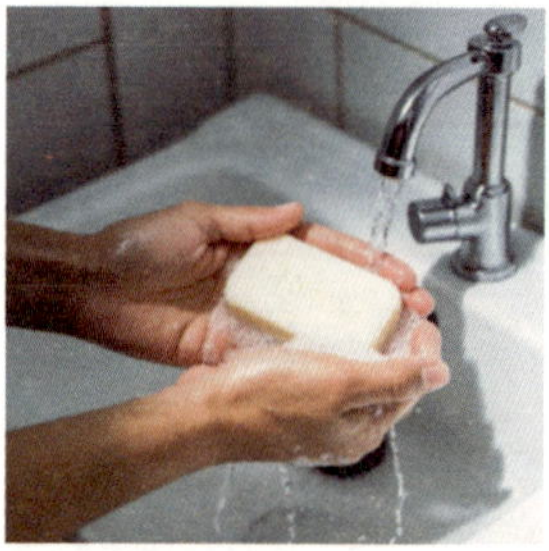 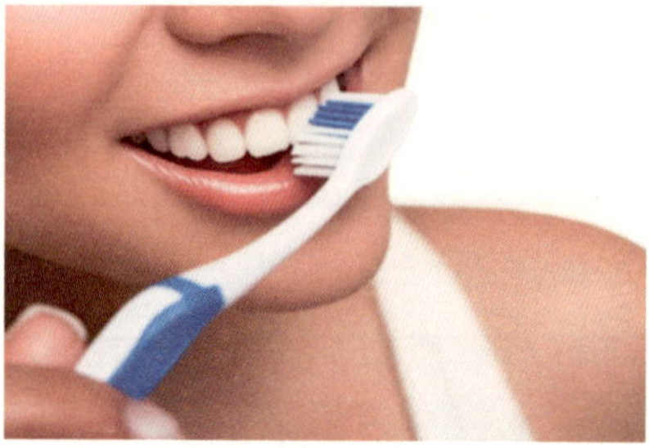

129. 慢性肾脏病患者如何预防泌尿系统感染

每日保持饮水量，如医生限制饮水量，则按时服用利尿药，避免长时间憋尿。注意会阴部的清洁，女性经期避免盆浴，每日更换内裤，穿透气性好的衣物，避免穿过紧的衣裤。

130. 慢性肾脏病患者如何预防皮肤感染

注意皮肤清洁，洗澡后可视情况涂抹保湿乳剂预防皮肤干燥开裂。口唇干裂时可涂润唇膏，保持嘴唇湿润。勤更换衣裤，穿透气性好的衣物，避免穿过紧、不透气的衣物，大量出汗后及时更换干净衣物。日常活动避免皮肤磕碰受伤。

131. 慢性肾脏病患者都需要进行家庭血压监测吗

建议慢性肾脏病患者都进行家庭血压监测，包括自认为血压尚处于正常范围的患者。血压正常的慢性肾脏病患者可以通过家庭监测血压及时发现血压升高的情况，也可以发现控制或未控制的“白大衣性高血压”或隐匿性高血压。

132．家庭血压监测应选择什么时间测？测几次呢

家庭血压监测应每日在早上和晚上各进行 2 ～ 3 次测量，每次间隔 1 分钟。早上测量应在起床后 1 小时内、服药前、早餐前及剧烈活动前进行；晚上则在晚饭后、上床睡觉前测量。测量前尽量排空膀胱，确保数据准确。若出现头晕、头痛等不适，应立即测量血压并记录相关信息，及时就医。

133．家庭血压监测的电子血压计如何选择

建议选择上臂式电子血压计。气压表式血压计听诊要求高并且读数困难，手指式血压计与上臂真实血压差距较大，水银血压计听诊要求高且若水银洒出具有毒性，所以均不推荐使用。推荐选择正规厂家生产的符合国家相关标准的上臂式电子血压计。

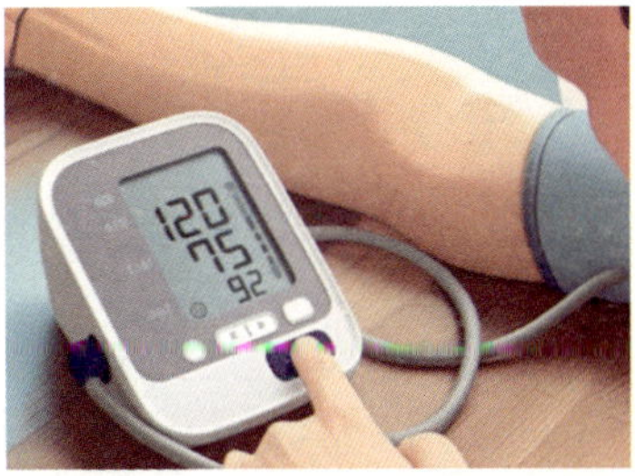

134．测量血压的具体方法是什么

如果是第一次测量血压，建议先分别测量左右上臂的血压，

一般来说左右上臂血压值之间的差异在 10 ～ 20mmHg，以较高那侧为准。如果左右两侧血压值差异较大，应该同时监测记录两侧血压值。应避免在动静脉内瘘侧上臂进行血压测量。

测量坐位血压时，应坐在有靠背的椅子上至少休息 5 分钟（出现不适症状时除外），两腿放松，双脚平放地面，避免上臂衣物过厚过紧，将捆绑袖带一侧的前臂放在桌子上，先将袖带内空气挤出，将血压计袖带套在上臂，袖带下缘距离肘部 2 ～ 3 厘米，扎紧袖带（以袖带中能塞进 1 ～ 2 个手指为宜），确保捆绑袖带的上臂中点与心脏部位保持同一水平，之后开始测量。

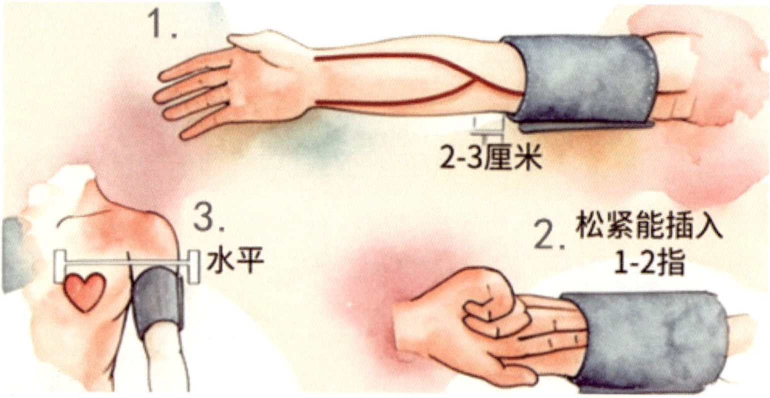

135. 测量时血压计袖带过松会影响测量数值吗

袖带过松和袖带过紧均会影响血压测量数值，袖带过松可能会造成测量值偏低或未测出数值，袖带过紧可能会造成测量值偏高，甚至出现假性高血压。因此购买血压计时应按照使用说明书，再根据个人上臂周径选择大小合适（S/M/L/XL 号）的袖带。

136. 家庭血压监测后如何记录

鼓励利用信息化手段记录血压，如血压计自动传输功能、手机应用程序等进行存储分析。也可将测量结果完整记录在笔记本上（表 2）。记录的内容应该包括：测量日期、时间、收缩压、舒张压和脉搏等，还应记录起床、睡觉、三餐及服药时间。

表 2　记录血压表格

日期	时间	收缩压	舒张压	脉搏	备注
	早				起床
					三餐　/　/
					服药
					睡觉
	晚				起床
					三餐　/　/
					服药
					睡觉

137. 慢性肾脏病患者高血压控制目标是多少

不同病情降压目标有所差异，根据《中国慢性肾脏病患者高血压管理指南》，慢性肾脏病患者血压控制总体目标如下（表3）。

表3　慢性肾脏病患者血压控制目标

分类	降压总体目标
尿白蛋白排泄＜30mg/24h 的患者	＜140/90mmHg
尿白蛋白排泄≥30mg/24h 的患者	可耐受前提下 ＜130/80mmHg

特别注意：合并糖尿病、血液透析、腹膜透析、肾移植、老年患者等，均有不同血压控制目标，应由医生确认合适的家庭血压监测正常范围。

138．血压降到正常了，还要吃降压药吗

大部分患者在经过一段时间的药物治疗后，血压都能控制在合理范围内，但是还不能立即停用药物。有效、持续、平稳、血压达标（＜140/90mmHg）是降压治疗的基本原则，应在医生指导下更换药物，切忌私自调药或停药。

139．血压高时总头晕怎么办

血压高时感觉头晕主要是由于血压升高后脑血管扩张、脑灌注过多引起。此外，有些患者因血压长期控制不好造成

脑动脉硬化，引起脑缺血或脑梗死也会导致头晕的症状。在日常生活中，如果出现头晕的症状，不要忽视，建议及时就诊，找到头晕的原因，及时调整药物及对症处理，避免不良后果的发生。

140. 居家期间如何监测血糖

居家期间可选择便携式血糖仪进行自我监测，便携式血糖仪在长期使用期间建议定期进行校准，可与购买处的销售人员沟通。

测量血糖前认真阅读血糖仪说明书，确认试纸条在有效期内。用 75% 乙醇擦拭采血部位，注意采血前 75% 乙醇要充分挥发干燥。通常选择手指指腹侧面部位，不宜在水肿或感染的部位采血。采血后弃去第一滴血，将第二滴血液置于试纸上指定区域，等待仪器读取血糖数值。

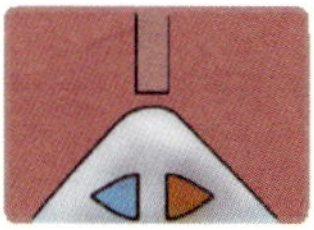

测试前：
1.清洁采血部位(洗净并擦干双手)
2.切勿挤压采血

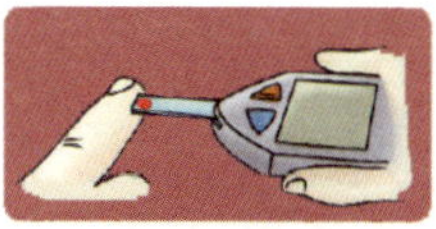

测试中：
1.一次性吸取足量血样
2.测试中不要移动试纸和血糖仪

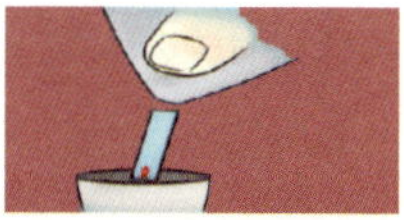

测试后：
1.记录测试结果
2.试纸与针头丢弃至封闭容器
3.测试用品存放在干燥清洁处

141. 居家期间监测哪些时间点的血糖

监测血糖的时间建议选取空腹、三餐餐后 2 小时（以进食第一口食物为时间节点）、睡前，如要进行运动，运动前后也需要监测血糖（表 4）。如果发生过夜间低血糖，需要加测夜间血糖，通常为凌晨 2 ～ 3 点。

表 4　居家血糖监测记录表

日期	空腹	早餐后 2 小时	午餐后 2 小时	晚餐后 2 小时	睡前	备注

由于个体差异，血糖控制目标需与医生沟通共同制定，避免一味追求过低的血糖而导致低血糖的发生，血糖的控制目标以安全为前提。

142. 如何通过饮食控制血糖

控制每餐的能量摄入，每日能量摄入建议为每千克体重 30 ～ 35kcal，具体还需要根据年龄、性别、体力活动、目标体重等调整，优先选择血糖生成指数低（即低 GI）的食物，合理搭配每餐饮食，保证饮食均衡。建议摄入全谷类、纤维素、新鲜蔬果等低糖食物来保证充足的热量。避免食用甜食，减少主食中精制谷物的比重。

143. 哪些是低升糖指数食物

升糖指数（GI）指含有 50 克碳水化合物的某种食物与 50 克葡萄糖相比，在餐后 2 小时内引起体内血糖升高的水平。一般 GI ＜ 55 称为低 GI 食物。

全谷物、粗杂粮的 GI 普遍低于精制谷物，如糙米、全麦粉、燕麦、玉米、荞麦、高粱米、青稞等食物比白米饭、白面馒头等食物 GI 低。

水果中 GI 普遍较低，如苹果、梨、桃、杏、李子、樱桃、葡萄、柚子等。少数品种 GI 较高，如西瓜、菠萝、芒果、猕猴桃、香蕉、大枣等。

蔬菜类 GI 普遍较低。

144. 低血糖有哪些症状

低血糖的典型表现为出现饥饿感、乏力、心悸、恶心、手抖、出冷汗、面色苍白、四肢无力、口周麻木等。部分人群发生低血糖时没有前期症状，当血糖进一步降低后，突然出现意识模糊、精神失常、肢体瘫痪、昏迷等严重表现。老年人群发生低血糖通常症状不明显，少部分老年人会表现为精神症状，如言语行为反常、意识障碍、嗜睡等。因此建议居家期间监测血糖，了解血糖变化，日常饮食少量多餐，随身携带糖块、饼干等食物，预防低血糖发生。

145. 血钾高了还可以吃水果吗

血钾高需要限制高钾食物的摄入，如富含钾的水果，如香蕉、鲜枣、橙子等，适量食用中钾及低钾水果，如哈密瓜、西瓜、桃子、苹果等。

146. 哪些食物含钾量高

富含钾的食物包括：

（1）蔬菜，如口蘑、榛蘑、银耳、豇豆、菠菜、竹笋、红薯、土豆、抱子甘蓝、西红柿、卷心菜、南瓜、胡萝卜、玉米、秋葵及脱水蔬菜等。

（2）豆类，如大豆、黑豆、芸豆等。

（3）水果，如各种水果干、大枣、鲜枣、鳄梨、香蕉、火龙果、菠萝蜜、芭蕉、柑橘类、椰子、芒果等。

（4）肉类，如羊肉、三文鱼、牛肉、大虾、生蚝等。

（5）大部分坚果，如开心果、花生仁、南瓜子等。

147. 哪些食物含钾量低

含钾较少的食物包括：莼菜、猴头菇、冬瓜、西葫芦、生菜等蔬菜；桑葚、梨、山竹、苹果、蓝莓、西瓜、葡萄、草莓、桃子等水果；海参、蹄筋、猪血等肉类；豆浆、豆腐等豆制品。

148. 蛋白质伤肾，是不是不吃蛋白质就好了

不是的。蛋白质是身体必须的营养物质，正常的蛋白质摄入量对于健康人是不会伤肾的。蛋白质既不能吃得太少，也不能吃得太多，只有吃适合自己的量才能维持健康。如果得了慢性肾脏病，根据慢性肾脏病分期采取优质低蛋白饮食可以延缓疾病的进展。

149. 低蛋白饮食是要吃素吗

低蛋白饮食并不意味着要吃素。蛋白质对于维持机体的组织更新和机体功能十分重要，摄入太少会营养不良，摄入过多会增加肾脏负担，加速疾病进展。因此，要根据慢性肾脏病患者的疾病分期，由医生来确定摄入食物的蛋白质种类和摄入量。

150. 哪些蛋白质适合慢性肾脏病患者

优质蛋白质富含人体所需的必需氨基酸，更利于人体消化

吸收与利用。优质蛋白质主要来源于动物性蛋白，如各种肉类，鸡蛋的蛋清，牛奶及奶制品，此外大豆蛋白同样是优质蛋白质。但并不是每天只吃优质蛋白质，还要遵从医生建议，均衡营养。

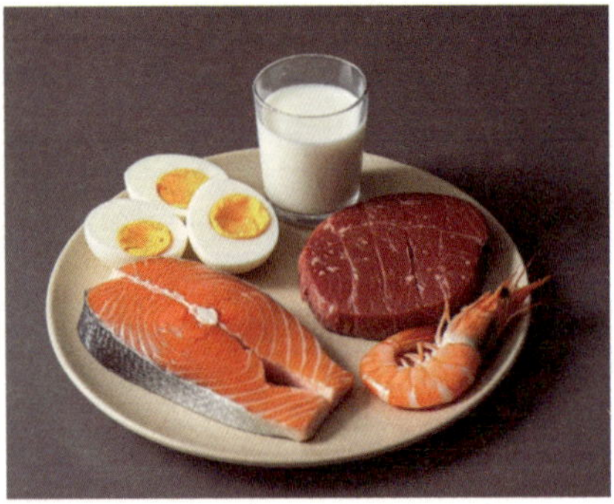

151．慢性肾脏病患者可以吃豆腐吗

慢性肾脏病患者可以适量吃豆腐。大豆蛋白是优质蛋白质，适量食用能够改善炎症状态、降低血脂水平、延缓肾脏疾病进展。此外，大豆制品还能够降低绝经后女性骨质疏松和乳腺癌的发病风险。

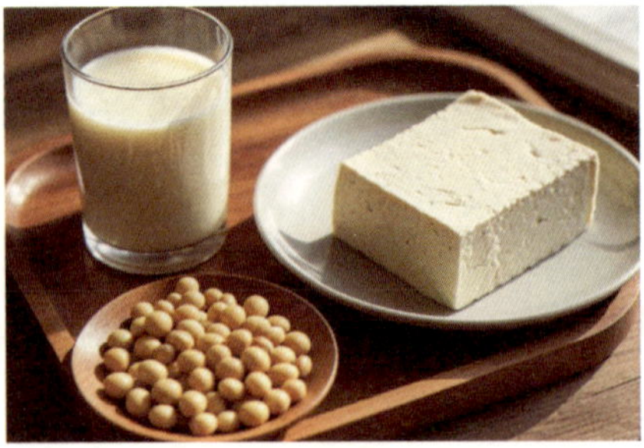

152. 可以吃海参、鱼翅来补肾吗

不建议这样做。海参、鱼翅虽然富含蛋白质，但并不属于优质蛋白，因此不建议通过大量食用海参、鱼翅等昂贵食材来补肾。

153. 哪些食物蛋白质含量低但能量高

淀粉类食物通常蛋白质含量很低但能量充足，可以替代部分精制谷物主食或作为加餐食用，避免能量摄入不足。例如，红薯粉、土豆粉、藕粉、山药、红薯等。

154. 为什么慢性肾脏病患者要限制钠摄入

慢性肾脏病患者需限制钠摄入，以改善高血压、减少尿蛋白并缓解水肿症状。建议每日食盐摄入量不超过 5 克，并避免摄入烟熏、烧烤、腌制等加工食品，以及高钠调味品如酱油、味精、鸡精等。对于严重水肿的患者，更应在专业指导下实施低盐膳食，每日盐摄入量应控制在 3 克以内，以促进病情管理。

155. 慢性肾脏病患者都可以吃低钠盐吗

慢性肾脏病患者对低钠盐的摄入需谨慎。肾功能不全、尿毒症及血钾升高的患者应避免食用低钠盐（又称富钾盐），因其

钾含量较高，可能加重病情。而肾功能正常或轻度异常的慢性肾脏病患者可适量食用低钠盐，以减少钠摄入、缓解水肿并维持血压稳定。若患者不清楚自身肾功能状况或血钾水平，为安全起见，建议使用普通食用盐。

156．低盐饮食是不是做菜不放盐

低盐饮食并不是做菜不放盐。钠是人体必需的营养元素，摄入过多的确会增加肾脏负担，因此需要限制。但完全不摄入钠同样对健康没有益处，因此不必无盐饮食。此外，如果做菜不放盐但放了很多其他调味品，如黄酱、酱油、味精，同样起不到限制钠摄入的作用。因此低盐饮食是要限制钠的摄入，烹饪时少放调味品，避免复杂调味，避免重口味，减少加工食品如方便面、加工肉类、饼干等的摄入，因为加工食物通常是高盐的。

157．哪些食物含钠量很高

含钠量高的食物包括：腌制食品，如火腿、咸鱼、腊肉、熏肉、熏干、咸菜、酱菜、腐乳等；主食，如馒头、挂面等制作过程中需要加小苏打等碱性物质；零食，如薯片、辣条、饼干、糕点等；速食/罐头食品，如方便面调料与面饼、速冻饺子、沙丁鱼罐头等。

各类加工食品中钠含量通常较高，购买食物时可以查看包装上的营养成分标识，查看食物当中的钠含量。每日钠的摄入量应该＜2300 毫克。

158. 清水煮蔬菜适不适合慢性肾脏病患者

如果长期每餐只吃清水煮蔬菜非常容易导致营养不良。慢性肾脏病患者需要避免高钠高油的饮食，肾功能不全时需要限制蛋白质的摄入，但钠、油脂、蛋白质同样是人体必需的营养素，如果饮食中完全不摄入钠、油脂与蛋白质，会导致人体必需的营养元素摄入不足，引起营养不良，对健康没有益处，因此不必完全无油无盐的饮食。健康的饮食是指每餐的营养元素摄入应该均衡，能量、蛋白质、脂类、各类微量元素与矿物质均衡摄入。可以根据具体疾病的情况和医生的建议调整膳食搭配。

159. 吃不惯低盐饮食怎么办

味觉习惯是慢慢养成的，逐步减低钠的摄入量，就能够逐渐适应低盐饮食。还可以通过调整每餐钠摄入量来适应，如早餐不添加调味品，将一天的调味品摄入量均分到午餐和晚餐当中。

160. 慢性肾脏病患者为什么要限制磷摄入

磷是人体不可或缺的元素之一，主要通过食物摄入，由肾脏排泄。当肾脏功能受损时，排泄磷的能力也随之下降，导致体内磷堆积从而造成高磷血症，引发肾性骨病、心血管疾病等，影响疾病预后。所以慢性肾脏病患者需要限制磷摄入。

161．哪些食物含磷量很高

磷是许多加工食品添加剂的主要成分，广泛存在于包装肉类、汤和酱汁、冷冻产品、面包类食物、饼干和饮料等加工食品中。

162．哪些食物含磷量很低

食物中几乎都含有磷，要想减少磷的摄入，要选择生物利用度低的食物。磷的生物利用度指的是被人体消化吸收的程度，生物利用度低表示难以被人体吸收，从而减少磷的摄入。植物中所含的磷生物利用度最低，其次是动物类食物，最高的是食品添加剂。因此日常饮食中应避免食用含大量食品添加剂的食物，可以查看食品外包装上的配料表，如果配料表中列出了食品添加剂或多种食品添加剂，则不建议购买食用。

163．可不可以通过烹饪技巧减少磷的摄入

可以。水煮可以减少食物当中的磷，但需要弃汤食用。肉类用冷水浸泡 1 小时后再烹饪也可以减少磷。将肉类切薄片再进行烹饪也可以减少磷的摄入。

164．膳食纤维对慢性肾脏病有好处吗

膳食纤维对慢性肾脏病患者有好处。膳食纤维能够减轻血糖波动，促进肠道蠕动，缓解便秘，还可以改善肠道菌群状态。建议成人每日摄入25～30克膳食纤维。膳食纤维在蔬菜、水果、粗粮、豆类、菌藻类食物中含量丰富。如苹果、梨、香蕉、白菜、油麦菜、糙米、玉米、小米、燕麦、荞麦、胡萝卜、红薯、山芋等食物中都富含膳食纤维。慢性肾脏病患者补充膳食纤维时，应根据自身血钾水平，选择合适的食物，适量摄入。

165．哪些食物可以补钙

常见食物中，奶制品（如牛奶、酸奶、奶皮子、奶酪、奶豆腐）、芝麻、虾、豆腐等含钙量较高。但钙的吸收需要维生素D的协助，如果没有维生素D，无论摄入多少钙质，小肠的吸收也有限。因此补钙的同时还要补充维生素D，否则补充再多的钙质也无法充分被人体吸收利用。

166．可不可以晒太阳补钙

阳光中并不含有钙质，但晒太阳可以促进皮肤合成维生素D，是人体内源性维生素D的主要来源。维生素D可以促进钙的吸收，如果没有维生素D，无论摄入多少钙质，小肠的吸收也有限。

因此每天食用含钙高的食物同时应适当晒太阳，达到补钙的效果。

但晒太阳也有注意事项，晒太阳的时间应避开日头最毒的正午，避免阳光直射眼睛，每日照射 20 ～ 30 分钟就可以合成足够的维生素 D。阳光中的紫外线会导致皮肤变黑、加速衰老，很多人在晒太阳的同时会涂抹防晒霜，这样做会导致紫外线无法触达皮肤而无法合成维生素 D。可以选择面部涂抹防晒霜，暴露四肢皮肤，合成足够的维生素 D 后再涂抹防晒霜。

此外，系统性红斑狼疮患者及卟啉症患者不宜晒太阳，外出需做好物理防晒措施。

167. 可不可以喝大骨汤补钙

不建议喝大骨汤补钙。奶白色的大骨汤看起来像牛奶一样，但奶白色的来源并不是钙质，而是油脂。骨头的确由钙质组成，但主要是由磷酸钙组成，这类钙质很难溶于水中，通过长时间炖煮的方式，并不会让骨头中的钙质溶入汤中，反而会增加汤中油脂和嘌呤的含量。长期食用不仅不能补钙，还会变胖，嘌呤摄入过多，也会引起尿酸升高，是痛风发作的罪魁祸首。因此不建议喝大骨汤补钙，还是通过奶制品、豆制品作为食补来源更合适。

168. 可不可以吃红枣补血

红枣并不能治疗贫血。红枣补血是中医的概念，这里的血并不是指人体血液，而是气血，中医认为红枣能补脾益胃，补气养血。而贫血是指血液内红细胞不足，造成贫血的原因有很多，如缺铁性贫血、失血性贫血、再生障碍性贫血等，需要根据病因进行治疗。慢性肾脏病患者常见的贫血多为缺铁性贫血和促红细胞生成素利用障碍或绝对不足引起的贫血，需要遵医嘱用药治疗，定期复查血常规监测治疗效果。红枣中的维生素 C 可以促进铁的吸收，对于治疗贫血还是有辅助作用的。但对于糖尿病患者、高钾血症患者，不适宜食用红枣。

169. 哪些运动适合慢性肾脏病患者

在开始运动康复锻炼之前，需要由医生评估目前病情及合并症的情况，来决定进行运动康复锻炼的时机及具体的运动方案。建议的运动模式包括有氧运动、抗阻力运动、灵活性训练。

有氧运动指人体在氧气充分供应的状况下进行的运动训练。通常需要全身主要肌群参与、有韵律且运动持续较长。常见有氧运动项目包括步行、慢跑、滑冰、游泳、骑自行车、跳健身舞和韵律操等。

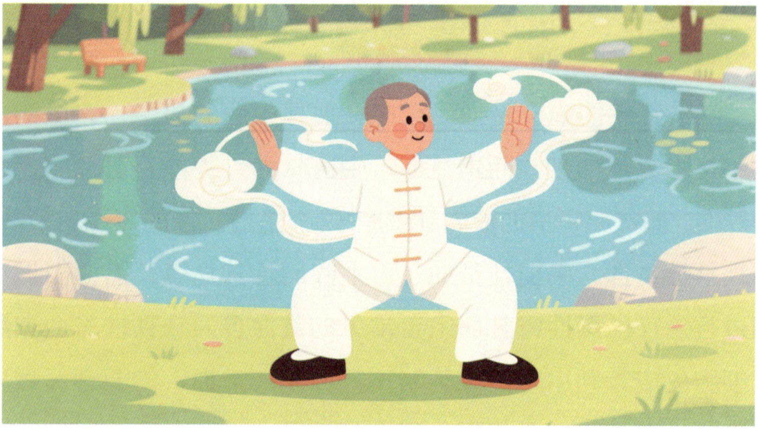

抗阻运动是指肌肉克服自身重力或者克服外来阻力时进行的主动运动，可以恢复和发展肌力。常见的抗阻运动项目包括拉伸拉力器、抬举哑铃、仰卧起坐和俯卧撑等。

灵活性训练指通过柔和的肌肉拉伸和慢动作练习来增加慢性肾脏病患者肌肉的柔韧性及关节活动范围，帮助防止肌肉在其他运动中拉伤或撕裂。常见的灵活性训练包括太极拳、八段锦等。